Sonja Carlsson
Heilende Nahrung
Alle Wirkungsweisen der Health Food auf einen Blick

W0047538

Sonja Carlsson

Heilende Nahrung

Alle Wirkungsweisen der Health Food
auf einen Blick

Ratgeber Ehrenwirth

Die Deutsche Bibliothek – CIP-Einheitsaufnahme

Carlsson, Sonja:
Heilende Nahrung : Alle Wirkungsweisen der Health Food
auf einen Blick / Sonja Carlsson. –
München : Ehrenwirth, 1999
(Ratgeber Ehrenwirth)
ISBN 3-431-04001-2

ISBN 3-431-04001-2
© 1999 by Ehrenwirth Verlag GmbH,
Schwanthalerstraße 91, 80336 München
http://www.ehrenwirth.de
Konzeption und Realisation: Christine Proske
(Ariadne Buchkonzeption, München)
Redaktion: Diana Schaumlöffel
Umschlag: Konturwerk, Rainald Schwarz, München
Umschlagfotos: Tony Stone, München
Satz: ew print & medien service gmbh, Würzburg
Druck: Freiburger Graphische Betriebe
Printed in Germany

Inhalt

Vorwort

Wenn uns heute ein Wehwehchen plagt oder wir uns nicht wohl fühlen, greifen wir schnell zu Medikamenten. Ob Tabletten, Tropfen oder Sprays – die Anwendung ist bequem sowie wirkungsvoll, und es geht uns bald wieder gut.

Verletzungen, Infektionen und Krankheiten gehören jedoch zum täglichen Leben dazu. Tiere verhalten sich instinktiv richtig in solchen Situationen. Sie fressen nicht, weil Fasten den Körper reinigt, und vorübergehende Nahrungskarenz kranke Organe schont. Sie lecken ihre Wunden, weil Speichel desinfiziert und säubert. Sie ziehen sich zurück, weil Ruhe die Genesung fördert, oder um sich zu isolieren und andere Tiere nicht anzustecken. Sie fressen bestimmte Kräuter und Wurzeln, weil diese Linderung und Heilung bringen. Und wenn sie Fieber haben, trinken sie viel, suchen kühle Wasserstellen sowie schattige, ruhige Plätze auf.

Krankheiten gehören zum Leben

Auch der Urmensch begegnete Krankheiten auf diese Weise. Was blieb ihm auch sonst anderes übrig? Er mußte sich mit dem kurieren, was er in der Natur vorfand. Die wichtigsten Rohstoffe zur Heilung entstammten seiner Nahrung, also den eßbaren Pflanzenteilen und bestimmten Kräutern. Dabei machte der Mensch die Erfahrung, daß manche Nahrungsmittel bei Erkrankungen helfen, andere wiederum Krankheiten und Beschwerden verschlimmern konnten.

Der prähistorische Mensch war zunächst ein Sammler: Kräuter, Blätter, Knospen, Nüsse, Samen, Wurzeln und Beeren bestimmten seinen Speiseplan. Viele der Pflanzen erwiesen sich als Medizin bei verschiedenen Beschwerden. Als der Mensch vor rund 40 000 Jahren das Feuer entdeckte, entwickelte er sich zum Jäger. Er begann Fleisch und Fisch zu essen. Durch das Jagen stieß er zufällig auf weitere Produkte der Natur, so zum Beispiel auf den Honig, der ihm nicht nur gut schmeckte, sondern auch als Arzneimittel diente. Allerdings setzte er sich durch das Jagen auch immer neuen Gefahren und Verletzungen aus.

Pflanzen als Medizin

Heute garantiert die Vielfalt unserer Nahrungsmittel eine optimale Versorgung mit lebensnotwendigen Nähr- und Aufbaustoffen. Die Nahrungsqualität ist ein ganz entscheidender Faktor für unsere Gesundheit sowie eine hohe Lebenserwartung.

Mit einer entsprechenden Ernährung kann man Krankheiten vorbeugen oder bereits bestehende kurieren.
»Unsere Nahrungsmittel sollen Heilmittel sein« schrieb Hippokrates, der berühmteste Arzt der Antike.

Auf keinen Fall dürfen Nahrungsmittel dem Körper Schaden zufügen, sondern ihn durch ihre Wirk- und Aufbaustoffe gesund erhalten oder machen. Die heilsamen Eigenschaften, die von unseren Nahrungsmitteln ausgehen, sind in diesem Buch dargestellt.

Sonja Carlsson
(Dipl. oec. troph.)

I. Kleiner Streifzug durch die Geschichte der Heilkunst

Versucht man die Krankheiten des Menschen bis zu ihren Ursprüngen zurückzuverfolgen, wird man gleich zweifach enttäuscht. Denn die Geschichte der Heilkunde hat wahrscheinlich gar keinen Anfang – jedenfalls keinen, den man mit einer Jahreszahl angeben könnte – und auch kein Ende, weil wir nicht absehen können, wann beziehungsweise ob sie überhaupt jemals abgeschlossen sein wird.

Schon immer haben Naturgewalten das Leben auf dieser Erde bedroht. Hunger, Kälte, Erdbeben, Überschwemmungen, Feuersbrünste, Kämpfe mit wilden Tieren und Kriege forderten ihre Opfer, hinzu kamen Seuchen aller Art. Aus der heutigen wissenschaftlichen Sicht muß man von folgendem ausgehen:

Naturgewalten bedrohen das Leben

- Krankheiten sind mindestens so alt wie der Mensch
- ... sind so alt wie Pflanzen und Tiere
- ... sind so alt wie das Leben selbst
- Krankheit ist Leben unter besonderen Bedingungen
- es gibt kein Leben ohne Krankheit
- Gesundheit und Krankheit gehören zusammen.
- es gibt nur eine Gesundheit, jedoch eine Unmenge Krankheiten – das Wort Gesundheit wird nie im Plural verwendet!

Die ältesten menschlichen pathologischen Befunde stammen aus der ersten Zwischeneiszeit (500 000 v. Chr.). Der wahrscheinlich älteste weist auf einen tumorähnlichen Knochenauswuchs am rechten Oberschenkelknochen hin. Funde aus der dritten und letzten Zwischeneiszeit (170 000 v. Chr.) belegen, daß der damals lebende Neandertaler an Arthritis, Knocheneiterungen und an Knochenverformungen gelitten hat. Auch Schädelverletzungen und Armamputationen wurden festgestellt. Bekannt ist außerdem, daß der Neandertaler ein durchschnittliches Lebensalter von 50 Jahren erreichte.

erste Zwischeneiszeit

dritte Zwischeneiszeit

Heilkundliches Wissen im alten Ägypten

Die ältesten Belege »medizinischen« Wirkens stammen aus Ägypten. Um 3000 v. Chr. entwickelte sich an den fruchtbaren Flußufern des Nils die ägyptische Hochkultur mit einer intensiven Landwirtschaft. Die alljährliche Überschwemmung des Nils von Juli bis Oktober ist zwar bis heute ein Segen für das Land, weil Sie für die periodische Fruchtbarkeit sorgt, galt aber seinerzeit auch als Fluch. Denn mit den Wasserfluten kamen alljährlich auch die Seuchen.

alljährliche Überschwemmung

Um Naturkatastrophen und Hungersnöte abzuwenden, Heil und Heilung zu erbitten, verehrten die Ägypter zahlreiche Götter und Tiere. Fast allen ägyptischen Gottheiten wurden Heilkräfte zugeschrieben. Der wichtigste war jedoch Pharao Imhotep (um 2700 v. Chr.). Man sprach ihm die magische Fähigkeit zu, Naturgewalten zu bannen und ihre Kräfte zu bezwingen. Nach seinem Tod wurden Tempel zu seinen Ehren errichtet, in denen die Menschen um Heilung beteten.

Pharao Imhotep

Im alten Ägypten waren etliche Krankheiten verbreitet: Tuberkulose läßt sich bis 3000 v. Chr. zurückverfolgen, auch Mittelohrentzündung war bekannt, ferner Knochentumore, Arteriosklerose, der Klumpfuß, Kinderlähmung, Zahnkaries, Augenkrankheiten, Erblindungen, Zwergwuchs sowie die krankhafte Fettsucht. Über ernährungsbedingte Krankheiten wußte man kaum etwas.

Uns ist lediglich überliefert, daß die Frauen im alten Ägypten eine schlanke, graziöse Figur bevorzugten. Um schlank zu bleiben, sollen sie Bandwurmkapseln geschluckt haben. Der Parasit fraß eifrig mit und wurde immer größer. Bei den vornehmen Damen setzten sich zwar keine Fettpolster an, bedauerlicherweise wurden die ausgemergelten Geschöpfe aber auch nicht sehr alt.

Die alten Ägypter verfügten schon über einige Kenntnisse zur Heilwirkung von Nahrungsmitteln. So wurden während den Pyramidenbauten beispielsweise Zwiebeln, Knoblauch und Rettich erfolgreich zur Bekämpfung und Vorbeugung von Infektionskrankheiten bei den Sklaven eingesetzt. Auch Schwarzkümmel war als Heilmittel hochgeschätzt.

Zwiebeln, Knoblauch, Rettich, Schwarzkümmel

Heilkunst der Griechen

Erste schriftliche Überlieferungen von Krankheiten und Heilungs-
erfolgen stammen aus der Zeit Homers (800 v. Chr.). In seinen Epen
»Ilias von Troja« und »Odyssee« sind Verletzungen und Heilungen
erwähnt. Achilles wurde an seiner verwundbaren Stelle, der Ferse,
von einem Pfeil getroffen. Machaon hatte die Gabe, mit leichter Hand
Pfeilspitzen aus Wunden zu ziehen oder zu schneiden und die Verletzung mit Blättern zu heilen. Einer Sage nach soll der Centaur
Cheiron die Ferse des Achilles mit Schafgarbe geheilt haben. Der
Militärarzt Japyx behandelte den Helden Äneas vor Troja.

Japyx

Als der Chirurg, Internist und Psychiater schlechthin gilt Podaleirios, der vom Meeresgott Poseidon gelernt haben soll, das in der Brust
Verborgene zu erkennen und sogar das zu heilen, was gemeinhin für
unheilbar gehalten wurde. Er erkannte als erster den Wahnsinn des
Heeresführers Ajax an seinem flackernden Blick.

Podaleirios

> Nicht nur Wunden wurden bei den alten Griechen behandelt, man
> mußte auch Seuchen wie die Pest bekämpfen. Als Ursachen der
> Epidemien vermutete man Zauberei oder den Zorn der Götter,
> deshalb brachte man Tier- und Menschenopfer dar, um die Götter
> milde zu stimmen und die Bevölkerung zu retten.

Wie in Ägypten hat es auch im antiken Griechenland spezielle Schu-
len für Ärzte gegeben; der berühmte Arzt Galen (Galenos von Kos,
um 200 n. Chr.) nennt drei bedeutende, nämlich Kroton, Knidos und
Kos.

Galen

Die älteste war demnach die Schule von Kroton (um 500 v. Chr.).
Dort lehrte der herausragende Arzt und Philosoph Alkaion. Er grün-
dete die Isonomielehre. Nach ihr ist Gesundheit ein Gleichgewichts-
zustand zwischen vier gegensätzlichen Paaren, nämlich zwischen
Nord/kalt und Süd/warm, Ost/trocken und West/feucht. Das entspricht dem Grundprinzip der Wetterkunde. Unter Krankheit verstand er ein Übermaß an Kaltem oder Warmem.

Schule von
Kroton

Die Schule von Knidos (um 450 v. Chr.) war die Wiege jener Lehre,
nach der die Krankheiten ihren Sitz in den festen Teilen des Körpers
haben und nicht (wie im Mittelalter behauptet) mit schlecht gemisch-
ten Säften hin- und herziehen.

Schule von
Knidos

Und die Schule von Kos (um 400 v. Chr.) begründete die Humoral-
pathologie, die Lehre von den Körpersäften (humores = Säfte), welche
jahrhundertelang fast alle Länder im alten Europa prägend beeinflußte. Diese Lehre besagt, daß nicht einzelne Organe erkranken, sondern

Schule von
Kos

stets der ganze Mensch, weil eine schlechte Mischung der sogenannten Kardinalsäfte im Körper kreist. Unter diesen Kardinalsäften verstand man Blut, weißen Schleim, gelbe und schwarze Galle.

Vier-Säfte-Lehre

Die vier Säfte ergänzen das Schema der gegensätzlichen Paare des Alkaion: Weißer Schleim steht zwischen Nord und West (er ist kalt und feucht), schwarze Galle befindet sich zwischen Nord und Ost (sie ist kalt und trocken), gelbe Galle hingegen zwischen Ost und Süd (sie ist trocken und warm), und rotes Blut zwischen Süd und West (es ist warm und feucht).

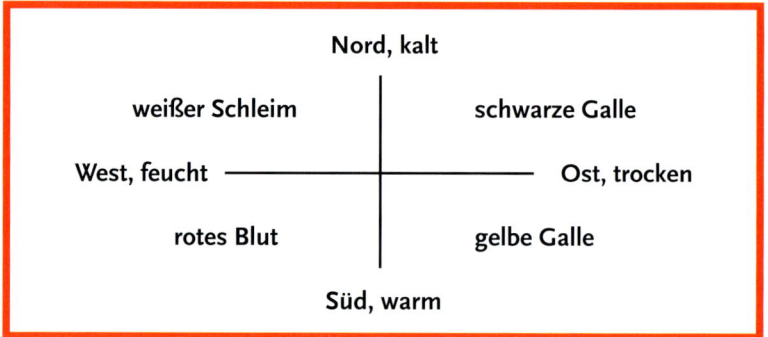

(Schema der Vier-Säfte-Lehre)

Hippokrates

Der berühmteste Arzt der Antike war der Wanderarzt Hippokrates (um 400 v. Chr.). Auch er gehörte zur Schule von Kos. Über Hippokrates ist trotz aller Forschung relativ wenig bekannt. Wir wissen nicht, wo und wann er geboren wurde, wo er lebte und starb, und wie er wirklich ausgesehen hat.

Fest steht nur, daß er ungefähr um 400 v. Chr. gelebt und gewirkt hat. Und daß der hippokratische Eid diesem griechischen Arzt zugeschrieben wird, der Vorbild des heutigen Ärztegelöbnisses ist. Seine zwei Grundprinzipien lauten:

■ Vor allem nicht schaden!
– Nicht mehr als nötig schaden!
»Man muß es auf dem ganzen Gebiet der Heilkunst für das Höchste halten, den Kranken gesund zu machen. Wäre es möglich, ihn auf viele Arten gesund zu machen, so soll man die wählen, die am wenigsten beschwerlich ist.«
– Nicht behandeln, wenn der Schaden größer ist als der Nutzen!
»Für die Behandlung von Krankheiten gibt es zweierlei: Nützen, keinesfalls schaden!«

■ Wo Liebe zum Menschen ist, ist auch Liebe zur Heilkunst.
»Die Heilkunst umfaßt dreierlei: die Erkrankung, den Kranken und den Arzt. Der Arzt ist der Diener der Heilkunst. Der Kranke muß zusammen mit dem Arzt sich gegen die Krankheit wehren.«

Hippokrates verstand seine Tätigkeit als Handwerk und Kunst im Sinne von Beruf. Auf dem Gebiet der Diätetik war er besonders kundig. Er stellte die Diät, das heißt »die Lebensweise zur Erhaltung und Erlangung der Gesundheit«, über jede andere Krankheitstherapie. Bezeichnend für sein medizinisches und diätetisches Wissen ist sein Ausspruch »In vielen Fällen ist es ein ausgezeichnetes Mittel, gar kein Mittel zu verordnen« und der Satz »Nicht wir, die Naturkräfte sind die Ärzte«. Sein bekanntestes Zitat ist jedoch: »Unsere Nahrungsmittel sollen Heilmittel, unsere Heilmittel sollen Nahrungsmittel sein«.

Diätetik

Hippokrates wußte um die heilende Wirkung zahlreicher Nahrungsmittel. Er verordnete beispielsweise rohe Leber mit Honig bei Nachtblindheit und Gurken bei Übergewicht. Und er empfahl Fastenkuren zur Reinigung des Körpers.

Heilkunde der Römer

Bei den Römern bildete die gut florierende Landwirtschaft die Basis für die Entwicklung einer Hausmedizin, mit der Familien sich selbst kurierten. Jegliche fremde Hilfe wurde aus Angst vor Verweichlichung abgelehnt, und so verzichtete man auch auf die Konsultation eines Arztes.

Der Grundbesitzer Marcus Porcius Cato (um 200 v. Chr.) schwor zum Beispiel auf Kohlkuren bei Bauchschmerzen und bekämpfte Bandwürmer mit Granatäpfeln. Verstauchungen und Verrenkungen kurierte er durch Zaubersprüche. Meist besaßen die Sklaven erstaunliche Heilkenntnisse. Viele Großfamilien hatten daher ihren eigenen *servus medicus*.

Kohlkuren, Granatäpfel

Zu den einflußreichsten Ärzten gehörte Claudius Galenos (Galen, 130–200 n. Chr.). Er war Leibarzt des Kaisers Marc Aurel in Rom und gebürtiger Grieche. Galen gilt als der wichtigste Arzt-Schriftsteller, denn er brachte sein Wirken tagtäglich ausführlich zu Papier. Er leistete Pionierarbeit in der Erforschung des Blutkreislaufs und der Nervenphysiologie. Zwar vertrat auch er die Vier-Säfte-Lehre des Hippokrates, übernahm sie aber nur teilweise. Grundlegend an der Lehre

Galen

Selbstheilungskräfte

Galens ist sein Glaube an die fast alles überwindenden natürlichen Selbstheilungskräfte. Aufgabe des Arzts sei es, diese zu unterstützen und zu fördern. Galen blieb über Jahrhunderte hinweg die medizinische Autorität schlechthin.

Die Römer führten einen ausschweifenden Lebenswandel mit üppigen Eßgelagen. Um der Fettleibigkeit wirksam zu begegnen, schworen sie auf Sport, Bäder, Schwitzkuren und Massagen.

> Von den Nahrungsmitteln kannten die Römer diejenigen mit günstigen und ungünstigen Wirkungen auf den Körper. Sie wußten, daß Gemüse und Salat verdauungsfördernd sind und Bohnen Blähungen verursachen. Linsen galten als Dickmacher; Obst, Gurken und Melonen dagegen sollten Übergewicht verhindern.

Antonius Musa

Rohkostdiät

Aus der Zeit um Christi Geburt wird beispielsweise berichtet, daß der damalige Kaiser Augustus todkrank gewesen sein soll. Als seine Leibärzte versagten, begab er sich in die Hände des Wasserdoktors Antonius Musa. Dieser steckte den überfütterten und zimperlichen Kaiser in eine Wanne mit kaltem Wasser und verordnete ihm eine magere Rohkostdiät. So soll Ihre Majestät genesen sein und noch weitere 20 Jahre regiert haben. Musa heilte in ähnlicher Weise auch den Dichter Horaz von seiner Gicht.

Klösterliches Heilwissen im Mittelalter

Das frühe Mittelalter, die Zeit Kaiser Karls des Großen (742–814 n. Chr.), war geprägt von Frömmigkeit sowie neuen geistlichen und weltlichen Strömungen. Es war die Zeit des Rittertums, der Kreuzzüge, der Städtegründungen und der Entwicklung des Handwerks mit seinen Zünften. Die Aufgabe der Ärzte im deutschen Sprachraum wurde zu einem kleinen Teil von den Badern übernommen: Sie luden zum öffentlichen Bade ein, verstanden sich auf die Körperpflege (Pediküre, Maniküre) und Haarpflege. Aber auch Aderlaß, Wundpflege, Zahnziehen und kleine chirurgische Eingriffe gehörten zu ihrem Metier.

Bader

> Für die medizinische Versorgung der Bevölkerung waren hauptsächlich die Klöster verantwortlich. Die Mönche verstanden sich hervorragend auf die naturbezogene Heilkunde, pflegten sie doch Kräuter in ihren Klostergärten und gewannen daraus Tees, Essen-

zen und Tinkturen gegen zahlreiche Krankheiten und verschiedene Beschwerden.

Dem Großteil der Bevölkerung ging es zwischen dem achten und elften Jahrhundert materiell extrem schlecht, während Adel, Klöster und der Klerus aus dem vollen schöpften. In den Notzeiten des frühen Mittelalters konnten sich nur Adlige eine ärztliche beziehungsweise fachkundige Behandlung leisten. Sie wurde meist von heilkundigen Priestern, Mönchen oder Klosterfrauen vorgenommen.

Das arme Volk war auf sich selbst gestellt, nutzte aber auch das Heilwissen von Kräuterfrauen und Alchimisten. Viele fanden in den Klöstern barmherzige Hilfe und wurden dort kostenlos behandelt. Die eigentliche Naturheilkunde nahm im frühen Mittelalter mit der Klostermedizin ihren Anfang.

Priester, Mönche, Klosterfrauen

Kräuterfrauen, Alchimisten

Hildegard von Bingen (1098–1179)

Die wohl berühmteste Heilkundige des Mittelalters war Hildegard von Bingen. Im zwölften Jahrhundert wußte man noch nicht viel über die Bekämpfung von Krankheiten, geschweige denn etwas von Gesundheitsvorsorge. Es gab keine Medikamente, chirurgische Eingriffe und das Sezieren von Leichen waren verboten, folglich waren die Kenntnisse über den menschlichen Organismus gering. Religiöse Vorschriften und Verbote behinderten die Entwicklung der Medizin. Viele Krankheiten wurden als Teufelswerk erklärt. Auch glaubte man, sie seien Strafen Gottes für Sünden und Verfehlungen.

Hildegard von Bingen, die die wunderbare Gabe hatte, Dinge zu sehen, die andere nicht wahrnehmen konnten, deutete das Kranksein ganz anders: Für sie waren Krankheiten Mangelerscheinungen, Zeichen von menschlicher Schwäche und Prüfungen Gottes. Durch Erkrankungen, so war sie überzeugt, wird der Mensch stark, so daß ihm letztlich die körperliche Schwäche zur seelischen und geistigen Stärke verhilft.

Krankheiten stärken

Mit acht Jahren gaben die Eltern Hildegard in die Obhut der Klausnerin Jutta von Sponheim in ein Kloster, wo sich ihre Gabe der *Visio* verstärkte. Viele Jahre schwieg Hildegard über ihre Visionen. Erst als sie 43 Jahre alt war, begann sie aufgrund einer intensiv erfahrenen göttlichen Erscheinung ihre mystischen Erlebnisse niederzuschreiben. Sie war eine Frau mit einer ungeheuren inneren Stärke, die über große geistige Kräfte und Fähigkeiten verfügte.

Gabe der Visio

Ihr Wissen machten sich weltliche und geistliche Würdenträger zunutze. Die katholische Kirche stand stets hinter ihr und erkennt bis heute ihre göttlichen Visionen und ihr Wirken im Sinne Gottes an. Hildegard wurde zwar nicht offiziell heilig gesprochen, dennoch gilt sie im Volksmund als die »Heilige Hildegard von Bingen«. Hildegard beeinflußte das kirchliche und gesellschaftspolitische Leben des Mittelalters entscheidend.

Begründerin der Natur- heilkunde

Für die Medizin waren Hildegards Erkenntnisse und ihr Wissen ein großer Fortschritt. Die Begründerin der Naturheilkunde in unseren Breiten verstand den Menschen schon damals als ganzheitliches Wesen. Ihre Bücher über Naturkunde (*Physica*) und Heilkunde (*Causae et curae*) und weitere Schriften sind ein wertvoller Schatz für die moderne, ganzheitliche Medizin, denn sie haben bis heute in vielen Aussagen ihre Gültigkeit behalten. In der Natur und im Kosmos sieht Hildegard die Kräfte, um Krankheiten zu heilen oder zu lindern.

Hildegard- Medizin

Die Hildegard-Medizin stützt sich daher auf drei Hauptsäulen: die Naturheilkunde (Phytotherapie), die Edelsteintherapie und die Ernährungslehre. Außerdem gehören verschiedene Ausleitungsverfahren (Aderlaß, Schröpfen, Fasten), Wärme- und Wasseranwendungen sowie die Psychotherapie zur Hildegard-Heilkunde.

> Auch Hildegard knüpfte an die Vier-Säfte-Lehre des Hippokrates an. Sie war überzeugt davon, daß man über die Ernährung eine ausgewogene Konstellation der Säfte erreichen könne, und daß jedes Ungleichgewicht auf Dauer zu Krankheiten körperlicher und seelischer Art führe.

ganzheitliche Betrachtungs- weise

Dinkel

Wichtige Begriffe bei Hildegard sind die *Viritas* (Grünkraft beziehungsweise Lebensenergie) und die *Subtilität* (innerer Wert) der Nahrungsmittel. Dies wiederum ist eine ganzheitliche Betrachtungsweise. Nahrung nennt Hildegard »*Mittel zum Leben*« und vielfach sogar Heilmittel. Das beste und gesündeste Lebensmittel ist bei Hildegard der Dinkel, die Urform unseres Weizens und zu Hildegards Zeiten ein wahres Wundergetreide. Heute läßt sich vieles, was Hildegard empfahl oder wovor sie warnte, wissenschaftlich begründen. Um so erstaunlicher ist es, was diese wunderbare Frau schon im zwölften Jahrhundert richtig interpretierte.

Paracelsus (1493–1541)

Er wurde unter dem Namen Philippus Aureolus Theophrastus Bombastus von Hohenheim in Einsiedeln (Schweiz) geboren. Als Sohn eines Arztes nahm er schon als kleiner Junge an alchimistischen Versuchen teil. Mit 16 Jahren lief er von zu Hause weg und begann eine lebenslange Wanderschaft. Seinem Medizinstudium in Ferrara und seiner Promotion folgten zahlreiche Reisen kreuz und quer durch Europa. In Basel hielt er erstmals Vorträge in deutscher Sprache statt in Latein und wetterte zudem gegen die Vier-Säfte-Lehre des Galen, was unter den »Kollegen« große Entrüstung auslöste.

Medizinstudium

wettert gegen Vier-Säfte-Lehre

Als man ihn wegen Zusammenarbeit mit aufständischen Bauern verfolgte, floh er in einer Nacht- und Nebelaktion nach Colmar. Dort verfaßte er einige Jahre lang viele Werke von großer medizinischer Bedeutung. Es gelang ihm schließlich 1540, in Salzburg Fuß zu fassen, wo er kurze Zeit später überraschend starb.

Paracelsus wollte der Lehre des Galen nicht folgen und wandte sich ab von den überholten Schriften alter Ärzte: »*Ich werde nicht aus alten und überholten Autoren dozieren, sondern meine eigene, auf Erfahrung beruhende Lehre vortragen.*« Am 24. Juni 1527 eskalierte der Unmut über den medizinischen Revolutionär in einer Bücherverbrennung. Aber Paracelsus suchte weiterhin unbeirrt sein Wissen in der Erfahrung. Diese holte er sich aus der Natur, bei Badern, Zigeunern, Bauern, Hirten und Schäfern. Er unterschied fünf Arten des Daseins, aus denen sich die fünf folgenden Krankheiten entwickeln konnten:

- kosmisch bedingte Leiden
- durch Gift bedingte Leiden
- konstitutionell bedingte Leiden
- psychisch bedingte Leiden
- durch Gott bedingte Leiden

Nach seiner Vorstellung besteht der Mensch nicht aus den vier Elementen Feuer, Wasser, Luft und Erde, sondern aus den drei Prinzipien Schwefel (brennend, als Flamme), Quecksilber (flüchtig, als Gas) und Salz (feuerbeständig, als Rückstand). Der Körper soll einer Küche gleichen, in der ein Meisteralchimist als »Träger des Lebens« wirkt.

drei Prinzipien

Paracelsus war der Ansicht, daß jede Krankheit Stoffwechselablagerungen zurücklasse. Aderlaß und Abführmittel lehnte er ab, er wollte mit Pflanzen, Blättern und Wurzeln behandeln, fügte diesen aber erstmals die Elemente Eisen, Kupfer, Schwefel und Arsen hinzu.

Liebe zum Menschen

Er galt als recht derb in seiner Art und war wegen seiner teilweisen abstrusen Ansichten umstritten. Im Mittelpunkt seines ärztlichen Wirkens stand jedoch die Liebe zum Menschen. Davon zeugt auch das folgende Zitat: »*Also sollen wir wissen, daß zwei Arten der Ärzte sind: die aus der Liebe handeln und die aus Eigennutz.*« Charakteristisch für die Lehre des Paracelsus ist sein berühmter Ausspruch: »*Alle Dinge sind Gift, und nichts ist ohne Gift. Allein die Dosis macht, daß ein Ding kein Gift ist.*« Paracelsus war ein Meister seines Fachs. Er gilt bis heute als der bedeutendste Arzt seiner Zeit.

Sebastian Kneipp (1821–1897)

In den Jahrhunderten nach Paracelsus machte die Medizin in all ihren Teilbereichen enorme Fortschritte. Ab dem Jahr 1530, zur Zeit Luthers, erlebte die Natur- und Pflanzenheilkunde einen wahren Boom. Es entstanden Kräuterbücher und Botanische Gärten zum Anbau der Kräuter und Pflanzen. Wenn diätetische Maßnahmen zur Gesundung nicht ausreichten, griffen die Ärzte zu den Heilpflanzen. Erst wenn dies nichts half, wurden Messer und Glüheisen eingesetzt.

Heilkräfte der Natur

Neben zahlreichen Ärzten gab es durch alle Epochen hindurch auch heilkundige Laien, die auf die Heilkräfte der Natur vertrauten und eine große Anhängerschaft hatten. Von herausragender Bedeutung für die Naturheilkunde ist Sebastian Kneipp.

Er wurde als Sohn eines Webers geboren, erlernte als Kind die Weberei, hegte aber den Wunsch, zu studieren und Pfarrer zu werden. Da das Geld dafür fehlte, sparte er jeden Kreuzer, lebte bescheiden und verdingte sich als Aushilfs- und Saisonarbeiter, wo immer sich eine Möglichkeit anbot. Schließlich reichte es zum Studieren. Während seiner Studienzeit stieß Kneipp auf ein Buch über die Heilkraft des

Johann Siegemund Hahn

Wassers von Johann Siegemund Hahn, Doktor der Medizin und Philosophie in Schweidnitz. Kneipp, selbst gesundheitlich nicht auf der Höhe, testete Hahns Ratschläge am eigenen Leib aus. Er kam wieder zu Kräften und fühlte sich besser als je zuvor. Kneipp kurierte auf diese Weise auch Studienkollegen und entwickelte nach und nach seine

Wasserheilkunde

eigene Wasserheilkunde. 1852 wurde er in Augsburg zum Priester geweiht, dann arbeitete er in verschiedenen Pfarreien. Als Kneipp von einem Apotheker wegen Gewerbebeeinträchtigung und Kurpfuscherei verklagt wurde, wollte er seine Wassertherapie aufgeben. Doch der Richter gestattete ihm als »Helfer in der Not« die zu kurieren, die kein Geld haben und auch sonst keine Hilfe finden.

1855 kam Kneipp als Beichtvater ins Kloster der Dominikanerinnen nach Bad Wörishofen. Hier begann seine »Karriere« als Cholera- kaplan und Wasserdoktor. Das meiste habe er aus der Schule der Er- fahrung gelernt, sagte Kneipp. Er verfeinerte seine Anwendungen mehr und mehr, und die Menschen strömten in Scharen zu ihm nach Wörishofen.

> Kneipp schwor auf die Heilkräfte der Natur, des Wassers, der Heil- pflanzen und die heilende Wirkung der Nahrungsmittel. Er war ein Verfechter des Vollwert-Prinzips, wenngleich er es unter die- sem Namen noch gar nicht kannte. Aber seine Vorstellungen von gesunder Ernährung decken sich im wesentlichen mit dem mo- dernen Vollwert-Prinzip.

Kneipp ordnete die Nahrungsmittel nach ihrem Stickstoffgehalt in drei Gruppen ein: stickstoffreiche, stickstoffarme und stickstofffreie Nahrungsmittel. Stickstoff (im chemischen Periodensystem der Ele- mente N) kommt vor allem in eiweißreichen Lebensmitteln vor. *»Ganz obenan steht die Milch«* – so beginnt das Kapitel über die *»stick- stoffreichen Nahrungsmittel«* in seinem Buch »So sollt ihr Leben«. Dem Getreide billigte er ebenfalls eine große Bedeutung zu. Auch Kar- toffeln, Gemüse und Obst schätzte er hoch ein. Er propagierte eine bodenständige, einfache Kost und warnte eindringlich vor jedem Übermaß beim Essen und Trinken. Gerne zitierte er das spanische Sprichwort *»Große Mahlzeiten füllen Särge«.*

eiweißreiche Lebensmittel

Johannes Künzle (1857–1945)

Johannes Künzle wurde im schweizerischen Hinterespen, einem idyl- lischen Fleckchen Erde, als jüngstes von zwölf Kindern geboren. Einige seiner Geschwister starben sehr früh, nur Johannes, vier Brü- der und eine Schwester erreichten ein hohes Alter. Sie wuchsen sehr naturverbunden auf, auch die Haustiere wurden liebevoll gehalten. Die Künzles lebten sehr einfach, der Tagesablauf war geordnet, die Erziehung streng.

Vom Vater lernte Johannes viel über Gärtnerei sowie Botanik, was in ihm die Liebe zur Pflanzenwelt weckte, und damit den Grundstein für das spätere Wirken als Kräuterpfarrer legte. Schon in der Kindheit

Kräuterpfarrer

reifte in ihm der Entschluß, Priester zu werden. Sein Vater verstarb 1868, doch die Mutter und die Geschwister waren trotz geringer Geldmittel bereit, Johannes auf die höhere Schule zu schicken. Künzle **Botanik** interessierte sich weiterhin sehr für die Botanik, aber auch für den Menschen sowie für die Eigenschaften und Charaktere verschiedener Völker, die er im Laufe seines Studiums kennenlernte.

Ende 1880 wurde Künzle zum Priester geweiht, später arbeitete er als Kaplan, Religionslehrer und Pfarrer. Zudem war er der Initiator etlicher baulicher Neuerungen. Künzle stand in dem Ruf, ein sehr guter **Seelsorger** Seelsorger zu sein, deshalb überantwortete man ihm die Redaktion einer katholischen Zeitschrift. Betrügerische Machenschaften aber führten dazu, daß Künzle der Freimaurerei bezichtigt wurde. Anonyme Schmähbriefe landeten auf seinem Tisch. Künzle zog die Konsequenzen und trat von der Redaktion zurück. Er ging zurück in die Schweiz, wo er aufgrund seiner Tätigkeit »Wohltäter der Menschheit« und »König der Naturärzte« genannt wurde.

> Er scharte Kinder um sich, zeigte ihnen die Pflanzen, erklärte ihre Wirkung und heilte viele Menschen, die sich bereits aufgegeben hatten, mit der Heilkraft der Natur und der Nahrung. Seine Bücher »Chrut und Uchrut« und sein »Kräuteratlas« erreichten traumhaft hohe Auflagen.

Maximilian Bircher-Benner (1867–1939)

Roh- und Frischkost Eine natürliche, pflanzenbetonte Ernährung forderte bereits der Schweizer Arzt Bircher-Benner. Er war Verfechter der Roh- und Frischkost, die er als »lebendige Nahrung« bezeichnete. Lange bevor man eine intensive Vitaminforschung betrieb, erzielte Bircher-Benner mit der »Heilnahrung« beachtliche Erfolge.

Nach seiner Theorie enthält vor allem die unbearbeitete frische Pflanzenkost biologisch wirksame »Lichtquanten«, durch deren Freisetzung Lebenskraft gewonnen werde. Er vertrat die Grundanschauung vom diätetischen Höchstwert der Rohkost als »integraler Sonnenlichtnahrung erster Ordnung«. Deshalb forderte er eine möglichst naturbelassene, frische und völlig unveränderte Nahrung.

> Dort wo Rohkost nicht anwendbar war, wie zum Beispiel bei schweren Magen-Darm-Leiden, fieberhaften Erkrankungen, Nierenleiden etc., verordnete er eine Säftekur oder Saftfasten mit frischgepreßten Säften.

Bircher-Benners Lehre vom »Nahrungsintegral« und seine Lichtlehre, die heute durch die moderne Vitaminforschung bestätigt ist, fand allerdings nicht nur Anhänger. Von vielen Arztkollegen erntete er zu Lebzeiten Spott und Kopfschütteln. Der Schweizer Arzt hat zudem ein wertvolles Erbe hinterlassen: Er gilt als Erfinder des Müslis! Das Bircher-Benner-Müsli, dessen Hauptbestandteile geschrotetes Getreide, Äpfel und Nüsse sind, und die Empfehlung, vor jeder Mahlzeit Rohkost zu essen, haben Eingang in die Küchen gefunden und sich bis heute bewährt.

Erfinder des Müslis

Werner Kollath (1892–1970)

Die Versorgungslage nach dem Zweiten Weltkrieg (1939–1945) war katastrophal. Die Menschen hungerten, die Lebensmittel wurden rationiert. Das Land war zerstört, viele Männer im Krieg gefallen. Die »Trümmerfrauen« trugen entscheidend dazu bei, daß ein Wiederaufbau gelang: Ihre Arbeitskraft verhalf zum Aufschwung, der schließlich in das Wirtschaftswunder mündete. Vieles änderte sich mit rasender Geschwindigkeit. Der Fortschritt war in allen Bereichen des täglichen Lebens zu spüren, so auch in der Ernährung: Die ersten Fertigprodukte wurden hergestellt, die Nahrungsmittel immer mehr verfeinert, und auch ausländische Produkte eroberten den deutschen Markt.

Wirtschaftswunder

erste Fertigprodukte

Die Kriegs- und Nachkriegsgeneration durchlebte eine wahre Konsumsucht – als Ausgleich für die harte Zeit der Entbehrungen. Gleichzeitig nahmen die ernährungsbedingten Krankheiten wie Übergewicht, Fettsucht, Diabetes, Herz-Kreislauf-Erkrankungen und Gicht in erschreckendem Maße zu. Der Zucker-, Fett-, Fleisch- und Alkoholkonsum schnellte in die Höhe, der Verzehr an Kartoffeln, Brot und anderen pflanzlichen Produkten ging zurück. Um dieser Entwicklung entgegenzusteuern, wurde unter anderem der Studiengang »Ernährungswissenschaft« eingeführt.

ernährungsbedingte Krankheiten

> Professor Werner Kollath griff viele Ideen und Aspekte der Lehre Bircher-Benners auf und verfeinerte sie. Er war überzeugt davon, daß unsere Zivilisationskrankheiten ihren Ursprung in der falschen Ernährung (Zivilisationskost) haben.

Kollath gilt als einer unserer ersten und bedeutendsten Ernährungswissenschaftler, dem wir wegweisende Arbeiten über die Ordnung und den Vollwert der Nahrung zu verdanken haben. Er war aber nicht

Ernährungswissenschaftler

nur Theoretiker, sondern gab auch praktische Anweisungen, wie eine gesunde Ernährung auszusehen hat. Kollaths Erkenntnisse haben bis heute nicht an Aktualität verloren und sind weltweit anerkannt. Sein wohl wichtigster Leitsatz lautet: *»Laßt unsere Nahrung so natürlich wie möglich.«*

Maria Treben (1908–1991)

Ihre Kenntnisse über Heilkräuter und -kunst verdankte Maria Treben wie andere medizinische Laien der Beobachtung und der Schule der Erfahrung. Sie erfuhr von den Zusammenhängen in der Natur schon als Kind. Jede Pflanze wußte sie zu bestimmen und mit ihrem Namen zu benennen. Ihre Mutter war eine begeisterte Kneipp-Anhängerin und bemüht, ihre Kinder so natürlich wie möglich aufwachsen zu lassen.

Kräutertee   Maria Treben schwört auf Kräutertee und andere Kräuteranwendungen. Zwei wichtige Erfahrungen, die sie als junges Mädchen machte, ließ sie an die heilende Kraft der Kräuter glauben. Sie erlebte, wie zwei an Leukämie erkrankte Mütter durch Kräutertees völlig geheilt wurden. In den Augen der Schulmedizin sind solch spektakuläre Heilungen unerklärlich, doch es scheint sie zu geben. Wir dürfen bei allen Heilungsprozessen nie den Heilungswillen des Betroffenen und

Heilungs-willen seine persönliche Angstsituation vergessen. Das kann der entscheidende Faktor für eine Besserung von Krankheiten sein.

Grundsätzlich besitzt der Körper gewisse Selbstheilungskräfte, die es zu mobilisieren gilt. Kranken, die sich aufgeben, die nicht gegen ihre Krankheit ankämpfen, kann auch die beste Medizin nicht helfen. Beruhigend ist jedoch, daß die richtige Anwendung der natürlichen Heilmittel keinen Schaden anrichten kann. Entweder zeigen die Mittel eine heilende Wirkung und helfen, oder aber nicht.

> Maria Treben empfiehlt aus der »Apotheke Gottes« zahlreiche Kräuter, die heute in unserer Nahrungsmittelzubereitung eine wichtige Rolle spielen. Es sind Würzkräuter, verdauungsfördernde Kräuter und Teekräuter. Sie werden innerlich und äußerlich angewendet.

Gemüsearten   Auch einigen Gemüsearten billigt sie Heilwirkungen zu. Das Krankheitsspektrum, welches Maria Treben mit den Heilkräutern und Pflanzen behandelte, reicht von Akne bis zur Zuckerkrankheit. Sogar gegen bösartige Erkrankungen scheint das eine oder andere Kraut gewachsen zu sein.

II. Heilen durch Nahrung: Möglichkeiten und Grenzen

Die Behauptung, den Menschen durch Nahrung heilen zu können, klingt zwar recht gewagt, erscheint bei längerem Nachdenken aber logisch: Aufgrund falscher Ernährung werden wir krank, warum sollte eine richtige Ernährung dann nicht auch heilen können? Gesundes Essen verhindert Krankheiten. Ist es dann nicht gerechtfertigt, die Nahrung als natürliche Medizin einzustufen?

Nahrung als natürliche Medizin

> Selbstverständlich muß man die Heilwirkung von Nahrungsmitteln realistisch sehen: Wunder gibt es keine, jede Heilwirkung läßt sich begründen, wenngleich wir heute noch nicht für jede einzelne Wirkung einen wissenschaftlichen Beweis haben. Zudem gibt es sich ergänzende Eigenschaften innerhalb eines Nahrungsmittels, die von verschiedenen Inhaltsstoffen ausgehen.

Natürlich läßt sich nicht jede Krankheit durch Ernährung oder die Verabreichung eines besonders gesunden Lebensmittels heilen, denken wir nur an die sogenannten unheilbaren Krankheiten, an angeborene Stoffwechselanomalien, an AIDS, Krebs, Knochenbrüche, Nervenerkrankungen, ansteckende Krankheiten und viele andere mehr.

❗🔴 Hier hat die Selbstmedikation ihre Grenzen ereicht. Es ist der Facharzt gefragt, wenngleich auch seine Möglichkeiten begrenzt sind.

Selbst Medikamente bringen nicht immer den gewünschten Heilerfolg. Denn dieser hängt auch vom Heilungswillen des Kranken ab. Wenn der Patient nicht seine gesamte Kraft gegen die Krankheit aufbringt, verliert er diesen Kampf. Medikamte haben außerdem auch Schwachpunkte: Sie sind nicht grundsätzlich frei von unerwünschten Nebenwirkungen. Und oftmals ist es nicht notwendig, mit »Kanonen auf Spatzen« zu schießen.

Medikamente haben Nebenwirkungen

   Es sind meist die weniger dramatischen, wenn auch ernstzunehmenden Krankheiten, bei denen uns Nahrungsmittel gesund machen können. Dies kann entweder durch die richtige Kost oder bestimmte Verabreichungsformen – auch äußerlicher Art – gelingen. Nahrungsmittel können aber auch Linderung verschaffen und den gesunden

»Erste-Hilfe-Maßnahmen«

Menschen vor so mancher Krankheit schützen. Oft sind sie die besten »Erste-Hilfe-Maßnahmen«, bis ein Arzt aufgesucht werden kann. Außerdem sind viele geeignet, um eine medikamentöse Behandlung wirksam zu unterstützen. Ärzte raten sogar oftmals dazu, bei Verordnung eines Arzneimittels die Ernährung hinsichtlich gesundheitsfördernder Inhaltsstoffe zu überprüfen und zu optimieren.

Die Heilkraft der Nahrung aus moderner, wissenschaftlicher Sicht

Selbstmedikation

Immer mehr Menschen beherzigen heute die Gesundheitsratschläge unserer Vorfahren, immer mehr wählen die Selbstmedikation, vor allem in leichten Krankheitsfällen. Oftmals hat man gerade am Wochenende irgendwelche Beschwerden, die sehr gut mit natürlichen Mitteln behandelt werden können und bei denen nicht unbedingt ein Arzt gerufen werden muß.

Schulmedizin

Naturheilkunde

Die Schulmedizin steht heute der Naturheilkunde nicht mehr so abweisend gegenüber, wie es lange Zeit der Fall war. Einige Ärzte, die klassische Medizin studierten und eine Weile praktizierten, haben sich später der Naturheilkunde zugewandt. Sie verstehen sich auf beides, was den Patienten sehr entgegenkommt und immer häufiger in Anspruch genommen wird. Diese Ärzte haben Anhänger und Patienten aus allen Schichten und Altersgruppen.

Die berufliche Lage der Ärzte ist heute komplizierter als früher: Die Konkurrenz ist groß, und die Krankenkassen sparen an allen Ecken und Enden. Leistungen, wie sie früher selbstverständlich waren (zum Beispiel Medikamente gegen Kopfweh, Halsschmerzen etc.), kann der Arzt nicht mehr über die Kassen abrechnen – der Patient muß diese selbst zahlen. Andere Leistungen wie zum Beispiel Ernährungsberatung werden von den Kassen nicht bezahlt oder so schlecht honoriert, daß der Arzt sie erst gar nicht anbietet.

ernährungsbedingte Krankheiten

Die meisten Ärzte verfügen auch nicht über das entsprechende Wissen, es sei denn, sie haben sich weitergebildet. Denn das Medizinstudium räumt der Ernährungswissenschaft keinen Platz ein. Lukrativer ist es für den Arzt, bei ernährungsbedingten Krankheiten gleich ein Rezept für die jeweilige Krankheit – beispielsweise Übergewicht, Diabetes, Bluthochdruck etc. – auszustellen. Das wiederum ist keine besonders sinnvolle Behandlung, weil der Patient dadurch nicht lernt,

mit seiner Krankheit richtig umzugehen und selbst zur Heilung bei-
zutragen. Auch bringt dies Kosten für die Krankenkassen mit sich, die
zum großen Teil vermeidbar wären. Diese Art der Behandlung wider-
spricht im Grunde dem geleisteten Eid des Hippokrates.

> Viel hilft nicht viel. Es schadet mehr als es nützt. Weil die Eigen-
> verantwortung des Patienten seiner Gesundheit gegenüber igno-
> riert wird. Weil er in vielen Fällen nicht selber an seiner Genesung
> arbeitet, was er aber leicht könnte.

Die Bequemlichkeit der Patienten spielt natürlich auch eine Rolle: **Bequemlich-keit**
Übergewicht beispielsweise läßt sich nur durch eine Ernährungsum-
stellung behandeln – doch das ist unbequem, weil man sich von lieb
gewonnenen Gewohnheiten trennen muß. Bluthochdruck, Gicht,
Diabetes und Verdauungsstörungen können ebenfalls mittels einer
angepaßten Ernährung gelindert werden – ein gesunder Stoffwechsel **Medikamente**
sowie eine Gewichtsreduktion machen in vielen Fällen Medikamente **sind oft über-**
überflüssig oder erfordern eine deutlich niedrigere Dosis beziehungs- **flüssig**
weise kürzere Anwendungsdauer.

> Die Möglichkeiten, allein durch entsprechende Ernährung Krank-
> heitszustände zu verbessern oder zu heilen, sind vielfältig. Vor
> allem aber können gesunde Nahrungsmittel vor vielen Krankhei-
> ten schützen, indem sie das Abwehrsystem stärken.

Der gesundheitsbewußte und informierte Mensch kuriert sich heute
wieder zunehmend selbst – jedenfalls von kleineren Beschwerden.
Die Naturheilkunde kommt ihm dabei sehr entgegen, hat man doch
für etliche Unbefindlichkeiten und Beschwerden vieles ohnehin im
Haus! Angefangen von frischen Früchten und Gemüse bis hin zu
Kräutern, die man zum Würzen, aber auch zur Teebereitung verwen-
den kann, bietet unsere Nahrung eine Fülle von natürlichen Heilmit- **Nahrung als**
teln, die völlig ohne Nebenwirkungen sind. **Heilmittel**

Nährwert – Gesundheitswert – Heilwert

Worin liegt der Wert eines Nahrungsmittels? Hildegard von Bingen
würde sagen »in seiner Subtilität«, und damit hätte sie völlig recht. Es **Subtilität**
wird nicht nur danach beurteilt, wie viele Kalorien es enthält, ob es ei-
weiß- oder fettreich ist etc. Nein, alle Inhaltsstoffe zusammengenom-
men machen seinen Wert aus.

Der Nährwert eines Nahrungsmittels

Dieser Wert läßt sich eindeutig in einer Zahl ausdrücken und ergibt sich aus der Summe der Energie, welche die Nährstoffe liefern. Es sind dies die Hauptnährstoffe Eiweiß, Fett und Kohlenhydrate – auch organische Säuren und Alkohol sind Energielieferanten.

> Die Nahrungsenergie ist der Nährwert, er wird in Kilokalorien (kcal) und in Kilojoule (kJ) angegeben und bezieht sich in der Regel auf 100 Gramm (g) des verzehrbaren Anteils eines Nahrungsmittels.

Nährwert

Gesundheitswert

Über den Nährwert erfahre ich nur, wie viele Kalorien (Energie) ein Produkt hat. Über den Gesundheitswert sagt diese Zahl nichts aus. Beispiel: Sonnenblumenöl hat fast 900 kcal pro 100 g, ist aber gesund (reich an mehrfach ungesättigten Fettsäuren). Kokosfett ist genauso kalorienreich, aber ungesund (reich an gesättigten Fettsäuren).

Der Gesundheitswert eines Nahrungsmittels

Entscheidend für den Gesundheitswert ist nicht nur der Gehalt an lebenswichtigen Nährstoffen, sondern auch der Vitamin- und Mineralstoffgehalt sowie der Gehalt an sekundären Pflanzstoffen und Ballaststoffen. Der Gesundheitswert umfaßt alle Wirkungen des Nahrungsmittels, die zur Gesunderhaltung des Körpers und seiner Stoffwechselfunktionen wichtig sind.

! Der Gesundheitswert ist von entscheidender Bedeutung für die Krankheitsvorsorge.

Der Heilwert eines Nahrungsmittels

Unter diesem Begriff faßt man alle gesundheitsfördernden, heilenden Eigenschaften eines Nahrungsmittels zusammen. Der Heilwert zeigt sich erst, wenn eine Erkrankung oder Befindlichkeitsstörung vorliegt: Dann kann das Nahrungsmittel gezielt als Naturarznei eingesetzt werden. Der Heilwert ist abhängig von der Verabreichungsform, der Dosis und der Anwendungsdauer.

verschiedene Krankheitsbilder

Die Heilwirkungen von Nahrungsmitteln können oftmals für verschiedene Krankheitsbilder genutzt werden. Entscheidend für die Heilwirkung sind zahlreiche typische Inhaltsstoffe, insbesondere ätherische Öle und antibiotisch wirkende Stoffe. Ein gesundes Nahrungsmittel ist nicht automatisch auch ein Heilmittel (wichtig ist die Anwendungsart und die Dosierung), ein Heilmittel dagegen ist stets ein gesundes Nahrungsmittel, selbst wenn es keinen Nährwert besitzt wie etwa Wasser, Kräuter, Tee etc.

Wie Nahrungsmittel heilend wirken können

Die Einnahme von Nahrungsmitteln wirkt bekanntlich auf verschiedene Heilungsprozesse, sie können aber auch gut äußerlich angewendet werden. Neben den Apfel- und Sauerkrautkuren, Kräutertees und -essenzen gibt es beispielsweise auch Breiumschläge, Auflagen, Waschungen und Bäder, bei denen uns bestimmte Nahrungsmittel Linderung und Heilung bringen.

unterschiedliche Heilungsprozesse

Innerliche Heilwirkung

Die Inhaltsstoffe des verzehrten Nahrungsmittels entfalten im Körper ihre Wirkungen. Diese können direkter Natur sein, indem sie gezielt auf den Krankheitsherd wirken wie etwa bei Verstopfung und Husten. Sie vermögen aber auch indirekt eine Besserung zu erreichen, indem sie den Schmerz stillen, die Produktion von Verdauungssäften anregen, den heilsamen Schlaf fördern, den Körper stärken, regenerieren und das körpereigene Immunsystem unterstützen, so daß die Krankheit besser und schneller bewältigt wird.

gezielte Wirkung

indirekte Besserung

Äußerliche Heilwirkung

Die äußerliche Anwendung von Nahrungsmitteln hat im Grunde vorwiegend eine indirekte Heilwirkung. Sie reicht von der lokalen Verabreichung direkt am Krankheitsherd – auf die schmerzende Stelle oder die betroffene Körperpartie – bis hin zur Behandlung der gesamten Körperoberfläche (Bäder).

Maßgebend an der Heilwirkung beteiligt sind ätherische Öle, Mineralstoffe (Mengen- und Spurenelemente), Vitamine, sekundäre Pflanzenstoffe, organische Säuren, die Wärmespeicherkapazität oder die kühlende Eigenschaft bestimmter Produkte, die man sich beispielsweise für Heilkissen und Breiauflagen zunutze macht.

Manche unserer Nahrungsmittel zeigen äußerlich angewendet eine desinfizierende, entzündungshemmende, abschwellende, zerteilende oder adstringierende (zusammenziehende) Wirkung.

Über solche Mechanismen werden durch die äußere Verabreichung innere Heilungsprozesse in Gang gesetzt. Nahrungsmittel werden äußerlich für Bäder, Waschungen, Wickel, Kompressen, Auflagen, Pflaster, Einreibungen, Umschläge, Heilsalben und Heilkissen verwendet.

III. Die Nahrungsbestandteile und ihre Wirkungen

Eiweiß/Aminosäuren

Die Bausteine von Eiweiß sind die Aminosäuren. Zehn Aminosäuren sind für den Menschen essentiell. Sie müssen täglich mit der Nahrung aufgenommen werden. Milch und -produkte enthalten diese 10 Aminosäuren, deshalb ist Milcheiweiß besonders hochwertig. Auch Getreide, Kartoffeln, Hülsenfrüchte und natürlich Fleisch, Fisch und Eier sind reich an wertvollem Eiweiß. Es ist Bestandteil jeder Zelle und erforderlich für das Wachstum und die Entwicklung aller Körperstrukturen.

Zehn essentielle Aminosäuren

Die ideale Zufuhr für den Erwachsenen liegt täglich bei 0,8 g Eiweiß pro Kilogramm (kg) Körpersollgewicht. Im Wachstumsalter sowie während der Schwangerschaft und Stillzeit ist der Eiweißbedarf erhöht. Es sollte je zur Hälfte aus tierischen und pflanzlichen Produkten stammen.

Fett/Essentielle Fettsäuren

Das Fettmolekül setzt sich aus dem Grundkörper Glycerin und 3 Fettsäuren zusammen. Die Art der Fettsäuren – Kettenlänge, Anzahl der Doppelbindungen – bestimmt den gesundheitlichen Wert des Fetts. Fette mit einfach ungesättigten (Ölsäure) und mehrfach ungesättigten Fettsäuren (Linolsäure, Linolensäure) sind gesundheitlich wertvoll. Es handelt sich dabei hauptsächlich um Fette pflanzlichen Ursprungs.

Art der Fettsäuren

Eine Ausnahme bildet Fischöl, das auch einen hohen Gesundheitswert besitzt. Tierische Fette wie Butter, Talg, Schmalz, aber auch Kokosfett enthalten überwiegend gesättigte Fettsäuren. Sie erhöhen den Blutfettspiegel und damit die Anfälligkeit für Herz-Kreislauf-Erkrankungen.

Fischöl, tierische Fette, Kokosfett

> Die tägliche Fettzufuhr sollte maximal 30 Prozent (%) der Gesamt-
> energieaufnahme ausmachen. Die Menge sollte sich zu je einem
> Drittel auf gesättigte, einfach ungesättigte und mehrfach ungesät-
> tigte Fettsäuren verteilen.

Die essentiellen Fettsäuren sind wichtig für den Aufbau von Zell-
membranen, die Bildung vieler Hormone und den Transport von fett-
löslichen Vitaminen.

! Fette mit essentiellen Fettsäuren führen nicht zu einem Anstieg
des Blutfettspiegels.

Kohlenhydrate/Einfach- und Mehrfachzucker

Glucose, Fructose

Alle süßlich schmeckenden Früchte enthalten verschiedene Zuckerarten, insbesondere die Einfachzucker Glucose (Traubenzucker) und
Fructose (Fruchtzucker). Komplexe Kohlenhydrate wie Stärke sind
beispielsweise in Bananen enthalten. Gemüse dagegen ist eher
zuckerarm, manche Sorten enthalten allerdings reichlich Stärke (zum
Beipiel Kartoffeln).

> Kohlenhydrate sollen etwa 55–60% unserer täglichen Nahrungs-
> energie ausmachen. Wir nehmen sie hauptsächlich mit pflanzli-
> cher Kost (Getreideprodukte, Kartoffeln) zu uns. Ein kleiner Teil
> wird durch Milchprodukte (Milchzucker) zugeführt.

Kohlenhydrate sind sehr gute und bekömmliche Energiespender: Einfache Kohlenhydrate sorgen für einen raschen Energieschub, komplexe dagegen stellen die Energie »tröpfchenweise« zur Verfügung und
sorgen damit für eine langanhaltende Leistungsbereitschaft. Zudem
verlängern sie das Sättigungsgefühl. Den Hauptanteil der Kohlenhydrate verbraucht das Gehirn: Täglich benötigt es etwa 120 g Traubenzucker. Der Rest verteilt sich auf das Blut (Blutzucker). Ein kleiner Teil
findet sich als »Speicher« in der Leber.

lebens-wichtige Kohlen-hydrate

Kohlenhydrate sind lebenswichtig. Bei einem Mangel (Hunger, Fasten) setzt der Körper Stoffwechselprozesse in Gang und stellt aus anderen Nahrungsbestandteilen oder auch aus seiner eigenen Fett- und
Muskelmasse Kohlenhydrate her, um das Gehirn zu versorgen und
den Blutzuckerspiegel aufrechtzuerhalten.

Ballaststoffe

Ballaststoffe sind unverdauliche komplexe Kohlenhydrate. Man unterscheidet lösliche (zum Beipiel Pektin) und unlösliche Ballaststoffe (zum Beipiel Zellulose). Sie sind für die Darmtätigkeit von großer Bedeutung. Die unlöslichen sind in der Lage, viel Wasser an sich zu binden, dadurch quellen sie im Darm und füllen ihn. Der Füllungszustand des Darms übt einen Reiz auf die Darmwand aus, und die Peristaltik setzt ein, durch die der Darminhalt vorwärts bewegt wird.

lösliche, unlösliche Ballaststoffe

Ballaststoffe binden auch Gift- und Schadstoffe. Die löslichen wiederum binden Gallensäuren und schleusen sie aus dem Körper. Dadurch wird die Neubildung von Gallensäuren mit dem aus der Nahrung stammenden Cholesterin angeregt.

> Lösliche Ballaststoffe wirken also einem hohen Cholesterinspiegel entgegen und schützen damit vor Gefäßablagerungen. Reich an löslichen Ballaststoffen sind Äpfel und andere pektinreiche Früchte, vor allem aber Haferkleie.

Mineralstoffe (Mengen- und Spurenelemente)

Früchte, Gemüse und Kräuter zählen zu unseren Hauptlieferanten von Mineralstoffen. Aufgrund der Mineralstoffvielfalt und des hohen Wassergehalts bilden die meisten von ihnen Basen. Konzentrierte, nährstoffreiche Produkte wie Fleisch, Käse, Mehl, Nudeln, Süßwaren und Fette dagegen Säure. Sie überwiegen in unserer normalen Ernährung.

Basen

Säuren

> Ernährungsfachleute empfehlen, das Verhältnis umzudrehen und mehr »basenbildende« Nahrungsmittel zu verzehren, um den Zivilisationskrankheiten Übergewicht, Diabetes, Gicht, Rheuma und Herz-Kreislauf-Erkrankungen vorzubeugen.

Pflanzliche Produkte liefern vor allem Kalium, Calcium, Magnesium, Eisen, Mangan und kleine Mengen weiterer Spurenelemente. Zu den Mengenelementen gehören Natrium, Kalium, Calcium, Magnesium und Phosphor; bei Eisen, Zink, Kupfer, Mangan, Fluor, Jod, Silicium, Selen etc. handelt es sich um Spurenelemente. Die meisten der Spurenelemente wirken bei der körpereigenen Immunabwehr mit, wobei sich verschiedene Schutzmechanismen ergänzend unterstützen.

Mengenelemente

Spurenelemente

Der Mineralstoffgehalt in pflanzlicher Nahrung unterliegt starken Schwankungen. Er ist zum Beispiel abhängig von den Anbaumethoden, vom Spurenelementgehalt der Böden, Erntezeitpunkt etc. Die Mineralstoffe, die man in Mengen- und Spurenelemente einteilt, sind auch in den Körperflüssigkeiten enthalten. Sie spielen außerdem eine wichtige Rolle als Bau- und Stützsubstanz für Knochen, Zähne, Haare und Nägel; nicht zuletzt wirken sie bei der Reizleitung, der Muskelarbeit sowie als Enzymbestandteil, Aktivator und Katalysator bei vielen Stoffwechselprozessen. Allein das Spurenelement Zink beeinflußt über 200 Stoffwechselenzyme.

> Ein Mangel an Mineralstoffen zeigt sich oftmals unspezifisch und bleibt auch häufig lange verborgen. Müdigkeit, Leistungsabfall, Hautstörungen, schlecht heilende Wunden, Veränderungen an Haaren und Nägeln, Wadenkrämpfe und Muskelschmerzen sind die häufigsten Mangelerscheinungen.

Vitamine

Die besten Vitaminspender sind frisches Obst, Gemüse und Kräuter. Auch der frischgewonnene Saft dieser Nahrungsmittel ist sehr vitaminreich. Er sollte deshalb gleich getrunken werden.

> Die Vitaminvielfalt in Früchten und Gemüsen ist enorm: Es sind sowohl die wasserlöslichen Vitamine des B-Komplexes und Vitamin C enthalten, wie auch die fettlöslichen Vitamine A, Carotin (Provitamin A), D, E und K.

Einigen Obst- und Gemüsesorten sieht man ihren Vitamingehalt an: Intensiv rote, orangefarbene und gelbe Früchte und Gemüse sowie dunkelgrünes Blattgemüse sind reich an Carotin. Vollreife Früchte **Vitamin C** und Gemüse enthalten einen Spitzenwert von Vitamin C.

Vitamine wirken wie die Mineralstoffe sehr vielfältig. Vitamin A ist wichtig für die Bildung des Sehpurpurs und damit für das Hell- und **Vitamin A** Dunkelsehen. Carotin (Provitamin A) kann Vitamin A in dieser Wirkung ersetzen, außerdem hat es eine wichtige Funktion bei der Immunabwehr.

Vitamin D, Vitamin E, Vitamin K Vitamin D spielt eine entscheidende Rolle im Calciumstoffwechsel, Vitamin E schützt die ungesättigten Fettsäuren vor Oxidation und wirkt als Radikalenfänger, Vitamin K wirkt bei der Blutgerinnung mit.

Die Vitamine des B-Komplexes haben alle eine Coenzymfunktion, **Vitamin B** d.h. sie besitzen wichtige Aufgaben bei zahlreichen Reaktionen im Körper. So schützen sie zum Beispiel Haut und Schleimhäute. Vitamin C wirkt als Radikalenfänger in der Immunabwehr mit, beugt Infektionen, Haut-, Bindegewebs- und Knochenstörungen vor.

Sekundäre Pflanzenstoffe

Darunter versteht man Pflanzenstoffe, die die Pflanze als Abwehrstoffe gegen Schädlinge, als Farbstoffe und als Wachstumsregulatoren bildet. In unseren pflanzlichen Nahrungsmitteln kommen 5000–10 000 solcher Substanzen vor. Neueren Erkenntnissen zufolge wirken sie auf den menschlichen Körper gesundheitsfördernd. Die sekundären Pflanzenstoffe, die in Amerika als *Phytochemicals* bezeichnet werden, lassen sich nach ihrer chemischen Struktur in 10 Gruppen einteilen:

- Carotinoide: in roten und gelben Früchten sowie Gemüsen
- Phytosterine: in Pflanzensamen und -ölen
- Saponine: in Hülsenfrüchten
- Glucosinolate: in Senf, Kohlrabi, Meerrettich, Kohlarten
- Polyphenole (zum Beipiel Flavonoide wie Quercetin): in grünblättrigem Gemüse, in den Randschichten von Obst und Gemüse
  Protease-Inhibitoren: in Pflanzensamen (Hülsenfrüchte, Getreidekörner)
- Monoterpene: als Aromastoffe in Pfefferminze, Kümmel und Limonen etc.
- Phytoöstrogene: in Sojabohnen, Leinsamen und Vollkornprodukten etc.
- Sulfide: in Liliengewächsen wie Knoblauch, Zwiebeln und Kohlgemüse
- Lektine: in Hülsenfrüchten und Getreide.

Außer diesen gibt es weitere sekundäre Pflanzenstoffe, die sich aber nicht in obengenannte Gruppen einordnen lassen. Beispiele dafür sind Chlorophyll, Phytinsäure und Glucarate. Wie die sekundären Pflanzenstoffe wirken, zeigt folgende Übersicht:

Sekundäre Pflanzenstoffe	Hinweise für folgende Wirkungen								
	A	B	C	D	E	F	G	H	I
Carotinoide	x		x		x			x	
Phytosterine	x								
Saponine	x	x			x			x	
Glucosinolate		x	x						x
Polyphenole	x	x	x	x	x	x	x		x
Protease-Inhib.	x		x						x
Monoterpene		x							
Phytoöstrogene	x		x						
Sulfide		x	x	x	x	x	x	x	x
Phytinsäure	x		x		x			x	x

x = nachgewiesen günstige Wirkung

A = antikanzerogen,   B = antimikrobiell,
C = antioxidativ,   D = antithrombotisch;
E = immunmodulierend,   F = entzündungshemmend,
G = blutdruckregulierend;   H = cholesterinsenkend,
I = blutzuckerregulierend;

(Quelle: Deutsche Gesellschaft für Ernährung, Ernährungsbericht 1996, Seite 221.)

Probiotische Kulturen

Probiotisch bedeutet schlicht und einfach keimfördernd und steht im Gegensatz zu antibiotisch, was keimtötend heißt.

> Probiotische Kulturen haben die Eigenschaft, eine erwünschte, gesundheitsfördernde Bakterienflora im Darm aufzubauen und in ihrer Entwicklung zu unterstützen.

Die Kulturen, die nicht etwa durch Genmanipulation entstehen, wurden in jahrelangen, aufwendigen Forschungsarbeiten entwickelt. Experten des Nestlé Forschungszentrums Lausanne beschreiben Probiotika wie folgt: »*Probiotika sind lebende, definierte Mikroorganismen, die nach ihrem Verzehr gesundheitsfördernde Effekte ausüben, die über das Maß der grundgegebenen ernährungsphysiologischen Effekte hinausgehen.*«

Der Begriff Probiotikum leitet sich vom griechischen *pro bios* ab und heißt übersetzt »für das Leben«. Probiotika sind vor allem Milchsäurebakterien und diverse Lactobazillen (Lactobacillus acidophilus, Lactobacillus casei, Lactobacillus Gorbach Goldberg) und verschiedene Bifidus-Bakterien (Bifidum longum), die auch Bestandteile der menschlichen Darmflora sind. Gefördert wird die Besiedlung des Darms mit den Probiotika durch die zusätzliche Anwesenheit von unverdaulichen Kohlenhydraten wie Fructo- oder Lactooligosaccharide (sogenannte Präbiotika), die den probiotischen Stämmen als Substrat dienen. Damit kann das Wachstum bestimmter Spezies (zum Beipiel der Bifidus-Bakterien) gezielt gefördert werden.

Milchsäurebakterien

Lactobazillen

Bifidus-Bakterien

Präbiotika

Dabei handelt es sich um nichtverdauliche Nahrungsbestandteile, die das menschliche Darmmilieu durch Stimulation von Wachstum und Aktivität einzelner oder einer begrenzten Anzahl positiver Dickdarmbakterien günstig beeinflussen und dadurch die Gesundheit des Menschen verbessern. Sie gelangen unverändert in den Dickdarm und dienen dort gesundheitsfördernden Bakterienstämmen als Nahrung.

> Von Bedeutung sind hier die Fructooligosaccharide Inulin und Oligofructose, sowie einige milchzuckerhaltige Oligosaccharide aus Sojabohnen.

Auch lösliche Ballaststoffe wie resistente Stärke, Hemizellulosen und Pektine gelangen unverdaut in den Dickdarm und können dort den Bakterien als Substrat dienen, sie wirken aber nicht speziell nur auf gesundheitsfördernde Darmbakterien, daher zählen sie nicht zu den Präbiotika.

Das Präbiotikum Inulin wird kommerziell aus Chicoréewurzeln gewonnen. Es ist aber auch in Knoblauch, Weizen, Topinambur, Lauch, Roggen, Spargel, Zwiebeln und Bananen enthalten. Präbiotika werden sinnvollerweise hauptsächlich probiotischen Produkten zugesetzt, da ihre Wirkung gezielt aufeinander abgestimmt werden kann. Die größte Marktbedeutung haben in diesem Zusammenhang gesäuerte Milchprodukte wie zum Beipiel probiotischer Joghurt mit Oligofructose.

Inulin

gesäuerte Milchprodukte

IV. Die wichtigsten Nahrungsmittel und ihre naturheilkundlichen Wirkungen

Der Apfel – gut für die Verdauung

Der Apfel gehört zu den Kernobstarten. Er ist in Deutschland seit eh und je das wichtigste Obst für den Frischverzehr und eine der sortenreichsten Früchte weltweit.

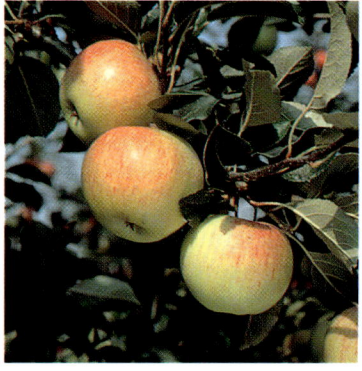

Der Apfel ist eine der vitaminreichsten Kernobstarten

Der Apfel ist ernährungsphysiologisch sowie diätetisch sehr wertvoll – er gilt als das medizinische Obst schlechthin: »*An apple a day keeps the doctor away*« (*Ein Apfel pro Tag hält den Arzt fern*) sagt treffend ein altes englisches Sprichwort.

Der Apfel enthält Pektin, verschiedene organische Säuren, mehrere Zuckerarten, Zellulose, Gerbstoffe und über 20 Mineralstoffe. Durch seinen hohen Vitamingehalt trägt der Apfel wesentlich zur Vitaminversorgung bei. Seinen höchsten Vitamingehalt und den besten Geschmack hat der Apfel zum Zeitpunkt seiner Genußreife, die manche Sorten erst einige Tage bis mehrere Wochen nach der Ernte (Pflückreife) erreichen.

Inhaltsstoffe

100 g ungeschälter Apfel enthalten etwa 0,3 g Eiweiß, 0,6 g Fett, 11,4 g Kohlenhydrate, 2 g Ballaststoffe (insbesondere Pektin), 3 Milligramm (mg) Natrium, 144 mg Kalium, 7 mg Calcium, 12 mg Phosphor, 6 mg Magnesium, 0,5 mg Eisen und kleine Mengen weiterer Mineralstoffe sowie 4 Mikrogramm (µg) Vitamin A (als Carotin), 0,5 mg Vitamin E, 0,04 mg Vitamin B_1, 0,03 mg Vitamin B_2, 0,1 mg Vitamin B_6, 0,3 mg Niacin und durchschnittlich 12 mg Vitamin C.

Die Sorte Berlepsch erreicht einen Vitamin-C-Gehalt von 40 mg pro 100 g Frischware. Die Schale ist reich an Pektin (löslicher Ballaststoff) und Zellulose (unlöslicher Ballaststoff).

Heilwirkungen

Der gesundheitliche Wert des Apfels beruht auf seinen verdauungsregulierenden Eigenschaften und seiner Nährstoffvielfalt. Das Pektin wirkt verdauungsfördernd und blutfettsenkend. Die Mineralstoffe sind für die entschlackende Wirkung verantwortlich.

verdauungsregulierend

Der relativ hohe Eisengehalt ist bei Blutarmut bedeutsam. Die Ausnutzung des Eisens wird durch das Vitamin C des Apfels verbessert. Vitamin C beugt außerdem Skorbut, Zahnfleischbluten und -fleischschwund (Paradontose) vor und stärkt die Abwehrkräfte.

Anwendungen

◼ Die Apfeldiät gegen Durchfall

Der Landarzt A. Heisler erfand die Apfeldiät, die er erfolgreich bei starken Durchfällen verordnete: 1–3 Tage gibt es nur geschälte Äpfel zu essen, und zwar gelb- und rotschalige Sorten. Sie werden vom Kerngehäuse befreit und kleingeschnitten oder auf einer Reibe zu Mus gerieben. Durchfälle reinigen zwar den Darm, sie sind aber mit einem enormen Wasser- und Mineralstoffverlust verbunden.

Dauer: 1–3 Tage

Apfelmus (ohne Schalenanteile) stellt das Mineralstoffgleichgewicht im Körper wieder her und beruhigt den gereizten Darm. Die enthaltenen Säuren halten unerwünschte Darmbakterien in Schach. Aufbauend nach der Apfeldiät empfiehlt sich ein Joghurttag.

◼ Äpfel gegen Verstopfung

Es klingt paradox, doch es stimmt: Äpfel helfen sowohl bei Verstopfung als auch gegen Durchfall! Es kommt darauf an, wie man den Apfel verzehrt: Mit der Schale gerieben wirkt er abführend, da das Pektin aus der Apfelschale im Darm aufquillt und Wasser sowie andere Stoffe bindet. Der Darminhalt wird geschmeidiger.

geriebene Apfelschale

Geschält gerieben dagegen hilft der Apfel gegen Durchfall. Äpfel wirken demnach regulierend auf die Darmentleerung. Das in Äpfeln enthaltene Pektin senkt außerdem den Cholesterinspiegel.

geschält geriebener Apfel

◼ Apfel-Karottenmus bei Verstopfung und Darmträgheit

(für 1 Portion)
1 Apfel
1 Karotte
1 TL Zitronensaft
$1/2$ TL Honig
eventuell $1/2$ TL Leinsamen

Den Apfel und die Karotte waschen. Die Karotte putzen, schälen oder abbürsten, dann fein raspeln. Den Apfel samt Schale ebenfalls raspeln, unter die Karottenraspeln mischen und mit Zitronensaft sowie Honig abschmecken.

Bei hartnäckiger Darmverstopfung noch einen halben Teelöffel voll **auf nüchter-** Leinsamen untermischen. Das Mus morgens auf nüchternen Magen **nen Magen** essen. Erst eine halbe Stunde später frühstücken.

■ **Der Apfeltag zur Entschlackung**
(für 1 Person)
1,5 kg Äpfel

Die Äpfel waschen und kleingeschnitten oder gerieben über den Tag verteilt essen. Außer den Äpfeln gibt es nichts zu essen.

! Man sollte aber mindestens 2 Liter (l) Flüssigkeit, am besten stilles Mineralwasser und Apfelsaft (auch gemischt), zu sich nehmen.

■ **Wundbehandlung mit Apfelsaft**
Schlecht heilende Wunden und Geschwüre werden regelmäßig mit frischgepreßtem Apfelsaft abgetupft. Die Säuren und das Vitamin C desinfizieren die Wunde, ohne zu brennen. Das im Saft enthaltene Pektin schützt ebenfalls vor Keimen. Die Mineralstoffe tragen zur raschen Heilung und zum Verschluß der Wunde bei.

Der Apfelessig – ein altes Hausmittel

Apfelessig ist ein beliebtes Würz- und Hausmittel, das seit Jahrtausenden in der Küche angewendet und von der Naturheilkunde hochgeschätzt wird. Er wird aus reifen Äpfeln hergestellt, die meistens biologisch angebaut werden, enthält 5% Essigsäure und besitzt einen typischen fruchtigen Apfelgeschmack. Apfelessig ist milder als Weinessig, der 6% Säure aufweisen muß. Man bezeichnet ihn auch als Obstessig.

In der Naturheilkunde wird Apfelessig innerlich und äußerlich angewendet. Bis auf den Zucker enthält er fast alle löslichen Inhaltsstoffe reifer Äpfel.

alkoholische In einer ersten alkoholischen Gärung wird zunächst Apfelmost herge-
Gärung stellt. Bei der zweiten Gärung, der Essigsäuregärung, entsteht daraus

der Apfelessig, der naturtrüb und klar im Handel erhältlich ist. Immer wieder wird behauptet, der naturtrübe sei wertvoller als der klare, laboranalytisch konnte dies jedoch nicht bewiesen werden.

Inhaltsstoffe

Im Apfelessig findet man 20 Mineralstoffe (Mengen- sowie Spurenelemente), insbesondere Kalium in nennenswerter Menge (97 mg/100 ml), außerdem in kleinen Mengen Calcium, Magnesium und andere. Es sind pro 100 Milliliter (ml) Apfelessig 5 g Essigsäure enthalten, zudem weitere organische Säuren in Spuren.

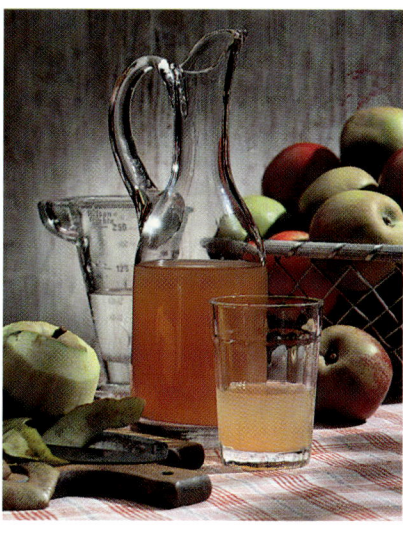

Apfelessig verfügt über geringe Mengen Vitamin A, B-Vitamine und 1 mg Vitamin C pro 100 ml sowie 0,2 g lösliche Ballaststoffe (Pektin). 100 ml Apfelessig liefern rund 16 kcal (65 kJ).

Apfelessig kann sowohl innerlich als auch äußerlich angewendet werden

Heilwirkungen

Apfelessig erfrischt, regt den Stoffwechsel an, fördert die Verdauung und die Durchblutung der Haut, verbessert die Mineralstoffversorgung, senkt die Blutfettwerte und stärkt die Immunabwehr. Äußerlich wird er für Bäder und Waschungen verwendet, für Wickel und Umschläge, zur Desinfektion bei Pilzerkrankungen, zum Inhalieren, gegen Mundgeruch, Zahnfleischbluten, starker Regelblutung, bei Hautausschlägen sowie in der Körper- und Haarpflege.

äußerliche Anwendung

Anwendungen

■ **Apfelessigwasser zur Entschlackung**
Apfelessig unterstützt die alljährliche Frühjahrskur, denn er wirkt entschlackend, kreislaufanregend und verdauungsfördernd. Auch bei Blähungen hat er sich bewährt. Man trinkt während der Kur (meist 7–14 Tage) jeden Morgen auf nüchternen Magen 1 Glas Apfelessigtrunk. Der Trunk kann auch nach einer Kur weiter eingenommen werden. Er erfrischt, macht munter, weckt die Verdauungssäfte und bereitet das Magen-Darm-System auf das Frühstück vor.

auf nüchternen Magen

■ Apfelessigtrunk

(für 1 Glas)
200 ml Wasser
1–2 EL Apfelessig
1 TL Honig

Das Wasser mit dem Apfelessig mischen und den Honig unter Rühren darin auflösen. Der Trunk hilft auch gegen zahlreiche andere Beschwerden, so zum Beispiel bei Atembeschwerden, Blähungen, Blasenschwäche, Blasenentzündung und Darmträgheit.

■ Essigwickel und -socken bei Fieber

Fieber ist eine wichtige Abwehrreaktion des Körpers. Durch die Temperaturerhöhung werden Krankheitserreger abgetötet. Deshalb sollte Fieber nie unterdrückt werden. Länger anhaltendes hohes Fieber muß allerdings behandelt werden.

kalte Wadenwickel

Ein bewährtes Mittel sind kalte Wadenwickel mit Apfelessigwasser und Essigsocken: Wenn der Patient im Bett kräftig schwitzt, dann mischt man 3 Teile kaltes Wasser mit 1 Teil Apfelessig und tränkt 2 Tücher darin. Um jede Wade wickelt man 1 Tuch, darüber wird jeweils 1 Handtuch gelegt. Der Patient sollte warm zugedeckt sein. Die nassen, kalten Wickel fördern die Durchblutung der Beine, sie entziehen dem Körper viel Wärme und werden dadurch trocken. Den Vorgang dann wiederholen und stündlich Fieber messen.

Essigsocken

Ähnlich wirken Essigsocken. Man tränkt dicke Baumwollsocken in einer Essiglösung, die je zur Hälfte aus Apfelessig und Wasser besteht. Die Socken drückt man aus, bis sie nicht mehr tropfen, und zieht sie dem Patienten über die Füße. Darüber kommt jeweils 1 dickes Handtuch. Der Patient soll warm zugedeckt sein. Über den angeregten Blutstrom wird viel Wärme aus dem Körper abgeleitet, das Fieber sinkt.

■ Apfelessig bei blauen Flecken und Blutergüssen

Erhitzen Sie etwas Apfelessig zusammen mit einem halben Teelöffel Kochsalz. Geben Sie die Flüssigkeit auf ein Küchen- oder Papiertaschentuch, legen Sie es auf den blauen Fleck und verbinden Sie das Ganze. Der Essig regt die Durchblutung der verletzten Stelle an. Der Wickel fördert die Blutgerinnung und die Verteilung der Gerinnungsprodukte. Blutergüsse werden schneller abgebaut.

Die Banane – eine preiswerte und exotische Frucht

Diese exotische Frucht ist eine unserer ältesten Kulturpflanzen, wurde aber erst 1885 in Europa eingeführt. Sie ist in Asien beheimatet und wird heute auch in Süd- und Mittelamerika angebaut. In der Bundesrepublik Deutschland gilt die Banane mittlerweile als zweitbeliebteste Frucht nach dem Apfel.

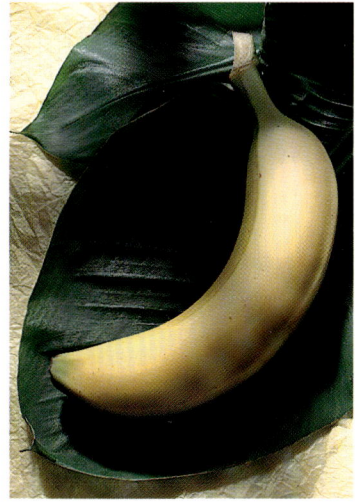

Die Bananenpflanze wird 6–8 Meter hoch, entwickelt nur einmal in ihrem Leben einen großen Blütenstand mit rot-violetten Blüten. Daraus entstehen dann die Fruchtstände, die man als Bananenhände bezeichnet, weil die Früchte sich wie die Finger einer Hand nach oben öffnen (arabisch banan = Finger). Zuerst wachsen die Bananen, die zu den Beerenfrüchten gehören, nach unten, durch phytohormonelle Einflüsse drehen sie sich nach außen und wachsen dann dem Sonnenlicht entgegen. So wird also die Banane gebogen und krumm!

Sie weisen einen hohen Gesundheits- und Heilwert auf, der unter den Früchten seinesgleichen sucht. Die Banane ist im Gegensatz zu vielen anderen Obstsorten saftarm und stärkereich, deshalb besonders gut bekömmlich und eine ideale Diätfrucht.

Die Banane: auf Platz zwei der Beliebtheitsskala in Deutschland

> **Bananen sorgen für gute Laune**
> Nahrungsmittel, die wie Bananen reich an Kohlenhydraten und arm an Eiweiß sind, bewirken im Gehirn den Ausstoß von Serotonin, einem Neurotransmitter, der die Stimmung hebt. Bananen sind ideal für unser Wohlbefinden und gute Laune!

Von Vorteil ist, daß es die Banane das ganze Jahr zu kaufen gibt. Nicht zuletzt deshalb zählt sie neben dem Apfel zu unseren bedeutsamsten Früchten. Auch der günstige Preis macht die Banane attraktiv. Sie gehört heute zum Standardsortiment jeder Obstabteilung.

Inhaltsstoffe

100 g Banane enthalten etwa 1,1 g Eiweiß, 0,2 g Fett, 21,4 g Kohlenhydrate und 94 kcal.

Außerdem sind 1,4 g Ballaststoffe enthalten, sowie 1 mg Natrium, 382 mg Kalium, 8 mg Calcium, 27 mg Phosphor, 36 mg Magnesium, 0,6 mg Eisen, 0,02 mg Fluorid, 8 µg Vitamin A, 0,3 mg Vitamin E, 0,05 mg Vitamin B$_1$, 0,06 mg Vitamin B$_2$, 0,7 mg Niacin, 0,37 mg Vitamin B$_6$ und 11 mg Vitamin C.

Heilwirkungen

Bananen sind das ideale Obst für Klein- und Schulkinder, Streßgeplagte sowie Kranke, denn sie sind sehr gut bekömmlich, liefern neben Zucker auch reichlich komplexe Kohlenhydrate und sättigen daher besonders gut. Aufgrund ihres hohen Kaliumgehalts wird die Banane vor allem bei Durchfallerkrankungen eingesetzt. Sie beruhigt und entkrampft den Darm, wirkt leicht stopfend und gleicht die durch den Durchfall bedingten Mineralstoffverluste aus. Bananen sind aufgrund ihres hohen Mineralstoffgehalts auch ein bewährtes Mittel bei Wadenkrämpfen.

gleicht Mineralstoffverlust aus

Anwendungen

Wenn Babys schlecht essen, die Mahlzeiten wieder erbrechen oder nach dem Essen unter Blähungen leiden, dann empfiehlt sich eine Umstellung auf Bananenbrei.

■ **Bananenbrei für Kleinkinder (ab dem 6. Monat)**
(für 1 Mahlzeit)
1 kleine vollreife Banane (ca. 100 g geschält)
1 EL Schmelzflocken
etwas warmer Fencheltee

Die Banane schälen, mit einer Gabel fein zerdrücken, die Schmelzflocken und etwas Tee unterrühren bis ein Brei entsteht, dann den Brei teelöffelweise füttern.

■ **Bananen bei Wadenkrämpfen**
Wadenkrämpfe sind oft eine Folge von Magnesiummangel. Er entsteht, wenn die Ernährung einseitig (wenig »Grünzeug«) ist, bei chronischem Alkoholkonsum, in Phasen erhöhten Bedarfs (Wachstum, Schwangerschaft, Leistungssport). Statt zu Magnesiumpräparaten zu greifen, sollte man jeden Tag 1–2 Bananen essen.

täglich 1–2 Bananen

■ **Bananendrink zur Normalisierung der Darmtätigkeit**
(für 1 Glas)
1 kleine, vollreife Banane (ca. 100 g geschält)
1 TL Honig
150 ml kalte Milch
Schokostreusel zum Garnieren

Die Banane schälen, mit einer Gabel zerdrücken, dann den Honig und die Milch daruntermixen und das Ganze in ein Glas füllen. Mit Schokostreuseln garnieren und einem dicken Trinkhalm servieren.

Das Bier – beruhigend und harntreibend

Bier ist das Nationalgetränk der Deutschen, obgleich es keine deutsche Erfindung ist. Bier wurde vermutlich zuerst in Mesopotamien gebraut, wo schon um das Jahr 5000 v. Chr. reichlich Getreide angebaut wurde und das Backen von Brot bekannt war.

> Als Urväter der Brauerei gelten die Sumerer, die zwischen 4000 und 1800 v. Chr. lebten. Sie erfanden die Keilschrift und hinterließen erste Aufzeichnungen über das Bier und die Kunst des Brauens.

Die Sumerer opferten Bier der Fruchtbarkeitsgöttin Nin-Harra. Bier war nicht nur Volksnahrungsmittel, sondern auch ein geschätztes Zahlungsmittel. Mit Bier wurden Steuern, Beerdigungen und Schulden bezahlt. Der babylonische König Hammurabi hat die ersten Biergesetze erlassen. So wurden beispielsweise Bierpanscher in ihrem eigenen minderwertigen Gebräu ertränkt. Auch heute noch ist man bemüht, die Echtheit und Reinheit des Biers zu schützen. Dieses Bestreben ist verankert im deutschen Reinheitsgebot, das 1516 von Herzog Wilhelm IV. von Bayern erlassen wurde.

Volksnahrungsmittel, Zahlungsmittel

Inhaltsstoffe

100 ml helles Exportbier enthalten im Durchschnitt 0,5 g Eiweiß, 4 g Kohlenhydrate, 4 g Alkohol und 47 kcal. Es sind 2 mg Natrium, 51 mg Kalium, 3 mg Calcium, 36 mg Phosphor, 10 mg Magnesium und Spuren von Eisen und Fluor enthalten, sowie nennenswerte Mengen an B-Vitaminen (vor allem Vitamin B_2 und Niacin).

Der Extraktgehalt beziehungsweise der Stammwürzegehalt liegt zwischen 11% und 14%. Unter Extrakt versteht man alle nicht verdampfbaren Substanzen, also die Hauptnährstoffe, die organischen Säuren, die Mineralstoffe, bestimmte Vitamine und nicht zuletzt die Würzstoffe.

Heilwirkungen

Der gesundheitliche Wert des Biers liegt in seinem Nährstoffreichtum. Bier wirkt durch die Hopfeninhaltsstoffe beruhigend, ermüdend und schlaffördernd. Diese Wirkung tritt bei leicht erwärmtem Bier schneller ein. Auch ein nervöser Magen wird durch lauwarmes Bier beruhigt. Der Alkoholgehalt bewirkt eine Erweiterung der Gefäße und fördert die Durchblutung. Magen- und Darmschleimhaut sowie Herz und Nieren werden besser durchblutet.

beruhigende Wirkung

Bier wird bei Nierensteinen unterschiedlicher Art empfohlen, um einerseits die Nieren gut zu durchspülen, andererseits auch den pH-Wert des Harns in die gewünschte Richtung zu verschieben. Je nach Zusammensetzung der Nierensteine trinkt man bestimmte Biersorten. Manche Biersorten wirken säuernd auf den Harn, manche alkalisierend. Bier hilft zudem bei niedrigem Blutdruck. Der Gehalt an B-Vitaminen wirkt sich günstig auf das Hautbild aus, und der Kohlenhydratgehalt schließlich hat einen nährenden und stärkenden Effekt.

bei Nierensteinen

Anwendungen

■ **Warmer Biertrunk für guten Schlaf**
(für 1 Person)
200–250 ml helles Bier oder Hefeweizen
1–2 TL Honig

Das Bier leicht erwärmen (nicht erhitzen!) und den Honig einrühren. In kleinen Schlucken trinken. Die Wirkstoffe des Hopfens wirken beruhigend und fördern den Schlaf. Unterstützt wird dies durch den Honig.

■ **Die Bierkur für müde, schuppige Haut**
(für 1 Woche)
7 Flaschen (à 500 ml) Hefeweizenbier

In kleinen Mengen getrunken trägt Bier zur besseren Durchblutung der Haut bei. Es liefert die für das Hautbild wichtigen Vitamine der B-Gruppe. Schuppige Haut, Mundwinkeleinrisse, spröde Lippen und Juckreiz sind Zeichen eines Vitamin-B-Mangels. In solchen Fällen hat sich die Bierkur bewährt. Pro Tag braucht man 1 Flasche Bier, die zur Hälfte innerlich und zur Hälfte äußerlich angewendet wird.

Vitamine der B-Gruppe

Jeden Tag (am besten zum Abendessen oder danach) 1 kleines Glas (250 ml) Bier trinken, und vor dem Schlafengehen das Gesicht mit dem restlichen Bier waschen. Dafür 250 ml Bier ins Waschbecken gießen, etwas warmes Wasser dazugeben und das Gesicht mit einem in der Flüssigkeit getränkten Waschlappen mehrmals abtupfen. Das Bier beruhigt die gereizte Haut und spendet ihr Feuchtigkeit. In schweren Fällen von Vitamin-B-Mangel kann man unterstützend Hefetabletten zuführen.

innerliche Anwendung

äußerliche Anwendung

■ Bier zur Auflösung von Harnsäure- und Calciumoxalatsteinen
(für 1 Person und 1 Tag)
2 Flaschen (à 0,5 l) Altbier

Das Bier zur Mittags- und Abendmahlzeit nicht zu kalt in kleinen Schlucken trinken. Oder ab dem Mittag in 5 Portionen (à 200 ml) trinken. Es verursacht Harndrang, regt die Nieren an und kann zu Auflösung und Abgang kleiner Nierensteine aus Calciumoxalat beitragen. Altbier wirkt alkalisierend (pH-Wert-steigernd) auf den Harn.

! Calciumoxalatsteine entstehen durch Übersäuerung des Harns. Bitte meiden Sie Pils und Kölsch, sie bewirken das Gegenteil! Trinken Sie zu dieser Biermenge zusätzlich Fruchtsäfte und phospat- und calciumarmes, aber magnesiumreiches Mineralwasser.

■ Pils und Kölsch bei Calciumphosphatsteinen
(für 1 Person und 1 Tag)
2 Flaschen Pils (à 0,3 l) oder Kölsch (à 0,5 l)

Anwendung wie Altbier. Pils oder Kölsch kann zur Auflösung und zum Abgang kleiner Nierensteine aus Calciumphosphat beitragen. Diese Biersorten wirken säuernd auf den Harn (pH-Wert-senkend). Calciumphosphatsteine entstehen durch Alkalisierung des Harns.

! Bitte meiden Sie daher Altbier, es bewirkt das Gegenteil! Zusätzlich hilft viel Bewegung, zum Beispiel treppabwärts hüpfen, Seilspringen, Radfahren.

Auch hier gilt: Trinken Sie zu der angegebenen Biermenge zusätzlich Fruchtsäfte und alkalisches, kohlensäurearmes Mineralwasser mit.

Der Brottrunk – »flüssiges Brot«

Wilhelm Kanne

Die Erfindung des Brottrunks geht auf Wilhelm Kanne, einen Bäckermeister aus Lünen, zurück. Es gelang ihm, aus Vollkornbrot durch Milchsäuregärung ein »flüssiges Brot« zu gewinnen. Brottrunk entsteht durch die enzymatische Vergärung von frischem Vollkornbrot, für dessen Herstellung ausschließlich Getreidearten (Weizen, Roggen und Hafer) aus biologisch kontrolliertem Anbau verwendet werden.

alkoholfreies Gärgetränk

Es handelt sich bei dem Trunk um ein alkoholfreies Gärgetränk, das alle gesunden Inhaltsstoffe des Brots aufweist, darüber hinaus aber noch Milchsäure und aktive Milchsäurebakterien enthält. Deshalb ist Brottrunk ein vitalisierendes, »lebendiges« Getränk. Pro 1 ml sind etwa 5 Millionen aktive Milchsäurebakterien enthalten. Sein gesundheitlicher Wert und seine heilende Wirkung erstrecken sich auf eine Vielzahl von Stoffwechselstörungen und Krankheitsbilder.

> **Wo gibt es Brottrunk?**
> Brottrunk ist seit 1981 im Handel. Man bekommt ihn in Bäckereien, Reformhäusern, Drogerie- und Verbrauchermärkten sowie in Naturkostläden. Er wird in der 0,7-Liter-Twist-off-Flasche verkauft.

Inhaltsstoffe

Brottrunk enthält pro 100 ml etwa 1,1 g Eiweiß, 0,06 g Kohlenhydrate und 8 kcal (33 kJ). Außerdem sind die Mineralstoffe Natrium, Kalium, Chlorid, Calcium, Magnesium, Phosphor, Eisen, Zink, Mangan, Kupfer und Selen sowie alle 13 Vitamine darin enthalten.

Brottrunk liefert rund 1 g Milchsäure pro 100 ml und aktive Milchsäurebakterien. Brottrunk enthält kein Cholesterin und keine Purine.

Heilwirkungen

wirkt bei vielen Beschwerden

Durch seine vielfältigen Inhaltsstoffe wirkt Brottrunk bei vielen Beschwerden von innen und außen. Er entschlackt, fördert die Verdauung, saniert eine geschädigte Darmflora, hilft beim Abspecken, ist bewährt bei rheumatischen Krankheiten, auch bei Gicht, senkt einen hohen Blutfettspiegel, regt den Kreislauf an, erhöht den Sauerstoffgehalt im Blut und unterstützt die Arbeit der Leber.

Äußerlich angewendet erfrischt er, regeneriert den Säureschutzmantel der Haut, wirkt keimtötend, adstringierend und durchblutungsfördernd.

Anwendungen

Während der jährlichen Frühjahrskur sollte Brottrunk als »Entschlackungsdrink« nicht fehlen. Trinken Sie also täglich vor den Mahlzeiten 1 Glas (200 ml) Brottrunk-Cocktail. Wegen seines Mineralstoffgehalts wirkt der Brottrunk entschlackend und blutreinigend. Er fördert außerdem die Verdauung.

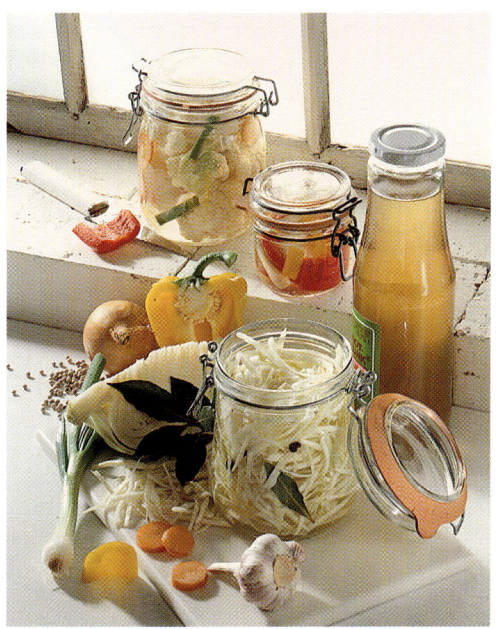

In Brottrunk eingelegtes Gemüse erleichtert die Verdauung von fetten Speisen

■ **Der tägliche Brottrunk-Cocktail zur Anregung der Verdauung und des Kreislaufs**
(für 1 Person und 1 Tag)
100 ml Brottrunk
100 ml Apfelsaft

Den Brottrunk zusammen mit dem Apfelsaft mischen und den Drink jeden Morgen auf nüchternen Magen trinken. Er weckt die Verdauungssäfte, bringt den Kreislauf in Schwung und macht fit für den Tag.

auf nüchternen Magen

■ **Milchsauer eingelegtes Gemüse für die Verdauung**
(für 1 kg Gemüse)
1 kg Gemüse (Weißkohl, Paprika, Karotten, Zucchini, Gurken etc.)
1 l Wasser
15 g Kochsalz
2 EL Brottrunk

Das Gemüse waschen, putzen und zerkleinern (hobeln, raspeln oder in Stifte oder Streifen schneiden), dann roh in saubere Schraubdeckelgläser geben. Das Wasser zusammen mit dem Salz aufkochen, abkühlen lassen und den Brottrunk einrühren. Die Flüssigkeit über das Gemüse geben, die Gläser fest verschließen und an einem dunklen, kühlen Ort aufbewahren.

Etwa nach 3 Wochen ist die Vergärung abgeschlossen und das Gemüse verzehrfertig. Man kann es wie Sauerkraut verwenden, also als Rohkost, Salat oder warmes Gemüse zubereiten. Milchsauer eingelegte Gurken, Karotten, Paprika und Rote Bete passen auch gut zur deftigen Brotzeit (zum Beipiel zu Schlachtwurst). Sie machen fette Speisen besser bekömmlich.

■ Sitzbad gegen Pilzerkrankungen und Hämorrhoiden
(für 1 Anwendung)
warmes Wasser
$^1/_2$ Flasche (0,35 l) Brottrunk

Warmes Wasser in eine Sitzbadewanne einlaufen lassen, den Brottrunk dazugeben. Der Patient setzt sich ins Wasser, die Beine bleiben draußen.

Man verweilt etwa 15–30 Minuten im Wasser. Dann die Haut vorsichtig trocken tupfen. Das Bad hilft gegen Pilzerkrankungen im Genitalbereich und gegen Hämorrhoiden.

■ Brottrunk-Fußbad gegen Fußschweiß und zur Vorbeugung gegen Erkältung
(für 1 Anwendung)
reichlich warmes Wasser (ca. 37°C)
100 ml Brottrunk

In eine Fußbadewanne das Wasser und den Brottrunk geben, die Füße darin baden und, sobald das Wasser abkühlt, wieder heißes Wasser dazugeben, bis man sich wieder wohlig warm fühlt.

Die Fußzehen im Wasser bewegen und die Sohlen sowie die Zehen massieren. Dadurch wird die Durchblutung angeregt. An den Füßen befinden sich die Fußreflexzonen, über die alle Organe des Körpers beeinflußt werden können. Das Bad und die Fußmassage wirken anregend auf die inneren Organe.

■ Brottrunkwickel bei geschwollenen Füßen
Wer beruflich viel stehen oder gehen muß (Friseure, Verkäufer, Kellner), leidet häufig unter geschwollenen Füßen und dicken Beinen. Ein Brottrunkwickel wirkt abschwellend und durchblutungsfördernd. Tauchen Sie ein Baumwolltuch in eine Mischung aus kal-

tem Wasser und Brottrunk (1:1), wringen Sie es aus, und legen Sie es fest um die Beine oder Füße, wickeln Sie darum ein Handtuch und legen Sie darüber eine Wolldecke. Danach sollte man 2–3 Stunden ruhen. Ideal ist es, dabei die Beine hochzulegen.

Der Buchweizen – nicht nur für die glutenarme Diät

Der Buchweizen gehört in die Gattung der Knöterichgewächse und stammt aus dem asiatischen Raum. Die Früchte des Buchweizens sind die Buchweizensamenkörner, kleine schwarzbraune, dreikantige Nüßchen. Sie werden zu Mehl vermahlen, aber auch grob geschrotet als Grütze verwendet.

> Im Gegensatz zum üblichen Brotgetreide enthält Buchweizen kein Gluten (Klebereiweiß). Er eignet sich deshalb für die glutenarme Ernährung, die bei Zöliakie und Sprue erforderlich ist.

Diese Krankheitsbilder beruhen auf einer Glutenunverträglichkeit und äußern sich in massiven Darmentzündungen. Buchweizenmehl eignet sich gut zum Backen (Brot, Kuchen, Pfannkuchen, Blinis), die Grütze wird zur Herstellung von Brei und Teigmassen zum Beipiel für Küchlein, vegetarische Bratlinge etc. verwendet. Buchweizensamen wird in der Naturheilkunde auch äußerlich für Breiumschläge und Auflagen gebraucht, die eine erweichende und zerteilende Wirkung haben.

massive Darmentzündungen

Inhaltsstoffe

Buchweizensamen (ganze Körner, geschält) liefern pro 100 g etwa 10 g Eiweiß, 1,7 g Fett, 71,3 g Kohlenhydrate, 3,7 g Ballaststoffe, 341 kcal, 2 mg Natrium, 324 mg Kalium, 21 mg Calcium, 254 mg Phosphor, 85 mg Magnesium, 3,2 mg Eisen und die Vitamine E, B_1, B_2, B_6 sowie Niacin.

Heilwirkungen

Buchweizensamen innerlich angewendet ist ein Diätetikum bei glutenfreier Ernährung. Äußerlich wirken die Breiumschläge erweichend und zerteilend bei Gewebsverhärtungen wie Prellungen und

bei Gewebeverhärtungen

Blutergüsse. Entscheidend dafür ist die Wärme- und Feuchtigkeitsspeicherungskapazität der Körner und Grütze, was die Durchblutung nachhaltig anregt.

Buchweizen ist gut hautverträglich, die Auflagen reizen nicht die Haut.

! Im Gegensatz zu vielen anderen Getreidesorten hat Buchweizen ein äußerst geringes Allergiepotential. Die Abkochung wirkt ausgleichend auf eine hohe Magensaftproduktion.

Anwendungen

■ Müsli zur Kräftigung bei Zöliakie
(für 1 Person)
30 g Buchweizensamen (Rohgewicht)
1 TL grob gehackte Nüsse
$^1/_2$ kleine Banane (50 g geschält)
75 g Weintrauben
100 g Naturjoghurt, 3,5% Fett
1 TL Honig

Den Buchweizen über Nacht in Wasser einweichen, am nächsten Morgen in der Flüssigkeit etwa 10 Minuten kochen. Abgießen und abschrecken. Mit den Nüssen in einem Schälchen mischen. Die Bananenhälfte schälen, kleinschneiden und dazugeben. Die Weintrauben waschen, halbieren, dabei entkernen und die Früchte untermischen. Den Joghurt unterheben und das Müsli mit Honig beträufeln.

■ Buchweizensamen als Breiumschlag bei Blutergüssen und Bauchkrämpfen
Die durchgekochte Buchweizengrütze wirkt als Auflage und Umschlag gegen Muskelverkrampfungen und Verhärtungen. Im Unterbauchbereich können Darmkrämpfe die Verdauung, aber auch den Transport des Nahrungsbreis behindern. Heiße Breiumschläge mit Buchweizen lösen die Krämpfe sanft und nachhaltig. Sie beruhigen die nervöse Darmkontraktion und helfen auch bei Monatsschmerzen im Bauchbereich.

■ Buchweizenabkochung bei Übersäuerung
(für 1 Person)
30 g Buchweizensamenkörner
etwas Honig nach Geschmack

Die Körner waschen, in etwa 100 ml Wasser geben und zum Kochen bringen. Zugedeckt bei milder Hitze etwa 20 Minuten auskochen. Dann in ein Sieb schütten, die Flüssigkeit auffangen und abkühlen lassen. Nach Geschmack den Honig in die Flüssigkeit rühren und das Ganze trinken. Die gekochten Körner für Salat oder Frikadellen verwenden.

Die Mineralstoffe haben im Stoffwechsel basische Wirkungen. Sie gleichen Säureüberschüsse aus, die vor allem durch eine fleisch-, fett- und oder zuckerreiche Ernährung entstehen.

Der Dinkel – Lieblingsgetreide der Hildegard von Bingen

Der Dinkel ist eine mit dem Weizen verwandte Getreideart. Er gilt als Vorläufer unseres Weizens und war ehemals eine wildwachsende Getreidepflanze.

> Eine besondere Bedeutung billigte ihm die heilkundige Äbtissin Hildegard von Bingen zu: Er war für sie das gesündeste Nahrungsmittel überhaupt. Auch Pfarrer Kneipp und andere Naturheilkundige aus alter Zeit schätzten den Dinkel als überaus gesundes Nahrungsmittel.

Dinkel, der früher besonders im schwäbischen Raum angebaut wurde und später durch den ertragreicheren Weizen in Vergessenheit geriet, lebt heute durch den Natur- und Biotrend wieder auf. Das unscheinbare, aber gesundheitlich wertvolle Dinkelkorn wird für die Küche neu entdeckt: Dinkel ist reich an Eiweiß. Wie der Weizen enthält auch diese Getreideart reichlich Kleber, weist damit ein gutes Wasserbindungsvermögen auf und eignet sich daher hervorragend zum Backen. Außerdem sind viele Mineralstoffe und Spurenelemente im Dinkelkorn enthalten.

Dinkel ist fester Bestandteil der Vollwertkost und ausgesprochen vielfältig in der Küche verwendbar. Der Dinkelspelz hat sich für Kissenfüllungen gegen Kopfschmerzen bewährt. Das ganze Dinkelkorn ist ideal für heiße Auflagen und Kompressen.

fester Bestandteil der Vollwertkost

Inhaltsstoffe

100 g Dinkelkörner enthalten etwa 11,6 g Eiweiß, 2,7 g Fett, 62,4 g Kohlenhydrate, 8,8 g Ballaststoffe, 320 kcal, 3 mg Natrium, 447 mg

Kalium, 22 mg Calcium, 130 mg Magnesium, 4,2 mg Eisen, außerdem Spurenelemente wie Silicium und Fluor, 0,3 mg Vitamin B_1, 0,1 mg Vitamin B_2, 0,3 mg Vitamin B_6 und 1,5 mg Niacin.

Heilwirkungen

Sein gesundheitlicher Wert liegt in dem ausgewogenen Gehalt an Nähr- und Wirkstoffen. Dinkel ist gut bekömmlich, nahrhaft und kräftigend. Er wird gerne in der vegetarischen Ernährung und Vollwertkost, aber auch in der Krankenkost verwendet. Zudem ist Dinkel ein guter Eiweiß-, Kohlenhydrat-, Mineralstoff- und Vitamin-B-Lieferant und fördert aufgrund seines Ballaststoffgehalts die Darmtätigkeit. Die Ballaststoffe binden Cholesterin und andere unerwünschte Substanzen und schleusen sie aus dem Körper. Dinkelrezepte werden deshalb bei Blutfettstörungen und -hochdruck empfohlen.

bei Blutfett-störungen und -hoch-druck

Die im Dinkel enthaltene Kieselsäure festigt wegen ihres Siliciumgehalts das Binde- und Stützgewebe und verleiht auch Haut, Haaren und Nägeln mehr Festigkeit.

Anwendungen

Der Aufguß aus einer Mischung von mehr und weniger stark gerösteten Dinkelkörnern galt bei Hildegard von Bingen als absolut empfehlenswertes Getränk für jede Tageszeit, insbesondere aber zum Frühstück. Denn der Kaffee neutralisiert die Darmflora und normalisiert die Darmfunktion nicht nur bei Durchfällen sondern auch bei Verstopfung.

neutralisiert die Darmflora

■ **Dinkelbratlinge als Fleischersatz bei Rheuma**
Der Verzicht auf Fleischgerichte bei rheumatischen Erkrankungen ist halb so schlimm, wenn man sich auf Dinkelrezepte versteht. Aus eingeweichten Dinkelkörnern oder aus Grünkern (so heißt der unreif geerntete Dinkel) lassen sich vorzügliche Bratlinge zubereiten, die fast wie Hackfleischfrikadellen schmecken, aber rein pflanzlich sind und in der Rheumakost zum Einsatz kommen.

■ **Mit dem Dinkelkissen besser einschlafen**
Dinkel wirkt auch von außen. Das wußte schon Hildegard von Bingen. Sie empfahl bei Einschlafstörungen und bei Kopfschmerzen das Dinkelkissen. In einen Baumwollkissenbezug gibt man so viele Dinkelkörner, daß sie sich darin gut ausbreiten können und das Kissen

nicht zu prall wird. Darauf liegt der Kopf bequem, denn die flexible Kissenfüllung paßt sich den Kopfbewegungen an und stützt gleichzeitig den Nacken.

■ Dinkelabkochung bei Vergiftungen und Verätzungen

Bei Vergiftungen und Verätzungen im Mund- und Rachenraum, durch die die Schleimhäute gereizt sind, hilft oft eine Abkochung aus ganzen Dinkelkörnern. Nach der Ersten-Hilfe-Anwendung im Krankenhaus (zum Beipiel Magenauspumpen) spült man den Mund- und Rachenraum mit dem lauwarmen Dinkelsud. Dann schluckt man ihn hinunter.

■ Dinkel-Habermus (nach Hildegard von Bingen)

(für 1 Person)
60 g Dinkelschrot oder -grütze oder Dinkelflocken
etwa 150 ml Wasser
1 TL Honig
etwas Galgantpulver
etwas Bertrampulver
1 Msp Zimtpulver
1 kleiner Apfel
1 Spritzer Zitronensaft
1 TL feingemahlene Mandeln
1 TL Flohsamen (Psylli Semen)

Den Dinkel zusammen mit dem Wasser zum Kochen bringen und zugedeckt etwa 15 Minuten köcheln lassen. Zwischendurch umrühren. Honig und Gewürze untermischen. Apfel waschen, vierteln, Kernhaus herausschneiden und Apfelstücke kleinschneiden. Unter den Dinkelbrei mischen, kurz mitkochen, dann den Zitronensaft, die Mandeln und den Flohsamen unterrühren.

Das Habermus ist das ideale Frühstück nach Hildegard. Es sättigt langanhaltend, ist gut bekömmlich und fördert die Verdauung.

ideales Frühstück

■ Kraftsuppe (nach Pfarrer Kneipp)

(für 1 Person)
3 EL feingeriebenes, getrocknetes Dinkelvollkornbrot
250 ml Fleischbrühe

Für die Kraftsuppe bereitet man einen Vorrat an Dinkelbrotpulver zu: Als erstes reichlich Dinkelbrot in kleine Scheiben schneiden, auf ein Backblech legen und im Backofen bei 100° C trocknen. Das Brot dann im Mörser zu feinem Pulver zerstoßen oder in der Küchenmaschine fein mahlen. In eine Vorratsdose füllen. Für die Kraftsuppe die angegebene Menge abnehmen. Die Brühe zum Kochen bringen und das Brotpulver einrühren. Kneipp empfiehlt als Alternative zur Brühe Milch.

Die Kraftsuppe aus Milch und Dinkelbrot ist besonders nahrhaft und kräftigend, also ein gutes Stärkungsmittel für schwächliche Kinder, Senioren, Kranke und Genesende.

Die Feige – eine orientalische, heilsame Köstlichkeit

Die Feige ist die Frucht des Feigenbaums, der im Orient beheimatet ist. Er wird vor allem in der Türkei, Griechenland, Italien, Spanien, Portugal und Israel angebaut, außerdem in Kalifornien und Australien. Die besten Feigen kommen aus der Türkei, die für Deutschland der Hauptlieferant ist.

Die Feige hat eine tropfen- bis birnenähnliche Form, die Farbe reicht von gelb über grün bis hin zu dunkel-violett und ist oft von einem weißen Schleier überzogen. Das Fruchtfleisch ist weich, angenehm aromatisch und süß. Feigen werden frisch und getrocknet angeboten. Frische Feigen sind nicht lange haltbar und für den Sofortverzehr bestimmt. Getrocknete Feigen weisen oft einen weißen Zuckerbelag auf, der von der Konzentration des Fruchtsafts während des Trocknens herrührt.

> Feigen sind sehr mineralstoffreich, günstig für die Blutbildung und in getrockneter Form ein altbewährtes Mittel gegen Verstopfung und Darmträgheit.

leicht dosierbar Sie lassen sich leicht dosieren, wirken schon in kleinen Mengen und eignen sich gut für die Zubereitung von Müslis, Desserts, gesunden Pralinen und Konfekt.

Inhaltsstoffe

100 g frische Feigen enthalten etwa 1,3 g Eiweiß, 0,4 g Fett, 12,9 g Kohlenhydrate und 60 kcal. Außerdem sind 2 g Ballaststoffe enthalten, 37 mg Natrium, 850 mg Kalium, 190 mg Calcium, 108 mg Phosphor, 70 mg Magnesium und 3,2 mg Eisen. Darüber hinaus liefern Feigen Vitamin A (als Carotin), einige B-Vitamine und kleine Mengen Vitamin C.

Getrocknete Feigen liefern pro 100 g etwa 3,9 g Eiweiß, 1,3 g Fett, 54 g Kohlenhydrate, 247 kcal und 12,9 g Ballaststoffe.

Heilwirkungen

Vor allem getrocknete Feigen haben heilsame Wirkungen. Sie sind ein guter Mineralstoff- und Ballaststofflieferant (hoher Schalen- und Kernanteil) und sicherlich das wohlschmeckendste und harmloseste Abführmittel überhaupt. Der hohe Mineralstoffgehalt gleicht durch- **Abführmittel** fallbedingte Verluste aus. Die frische Feige unterstützt aufgrund ihres Gehalts an eiweißspaltendem Ficin die Verdauung von eiweißreichen Speisen.

Anwendungen

■ **Feigenwurst gegen Verstopfung (nach Pfarrer Künzle)**
500 g getrocknete Feigen
5 g Sennesblättermehl (aus der Apotheke)

Von den Feigen die harten Stiele abschneiden, die Früchte durch den Fleischwolf drehen und das Sennesblättermehl dazugeben. Das Ganze gut verkneten, zu einer Wurst formen und in Folie einschla- gen. Im Kühlschrank aufbewahren. Jeden Morgen auf nüchternen **auf nüchter-** Magen ein haselnußgroßes Stück (in schweren Fällen etwas mehr) da- **nen Magen** von essen, bis sich die Verdauung normalisiert.

■ **Müsli mit Feigen und Äpfeln gegen Darmträgheit**
(für 1 Person)
3 getrocknete Feigen
1 kleiner saftiger Apfel
4 EL Vollkornhaferflocken
1 TL Honig
150 g probiotischer Vollmilchjoghurt

Die Feigen fein würfeln, dabei die harten Stiele entfernen. Den Apfel waschen, abtrocknen, vierteln, das Kerngehäuse herausschneiden und die Apfelstücke würfeln. Zusammen mit den Feigen und den Haferflocken in ein Schälchen geben und mischen. Den Honig dar- überträufeln und den Joghurt untermischen.

Die Gerste – eine der ältesten Getreidearten

Gerste gilt als die älteste kultivierte Getreideart überhaupt. Sie stammt aus Mesopotamien. Heute wird sie vor allem in Europa, Zentralasien und Afrika angebaut. Der Großteil der europäischen Gerstenernte geht in Mälzereien, Brauereien und in die Essig- und Branntweinherstellung. Während Gerste in asiatischen und afrikanischen Ländern ein Grundnahrungsmittel ist, haben bei uns vor allem die kleinen, runden Gerstengraupen (Perlgraupen) eine gewisse Bedeutung in der Ernährung. Sie werden durch Schälen und Schleifen der Gerstenkörner gewonnen und für Suppen sowie Eintöpfe verwendet.

Gerstengraupen

Gerste ist ein guter Eiweiß- und Ballaststofflieferant. In der Naturheilkunde wird Gerstensud für zahlreiche innerliche und äußerliche Beschwerden eingesetzt. Außerdem bereitet man aus gekochten Gerstenkörnern oder Graupen oft Breiauflagen und Umschläge zu.

Auch dem Gerstenmalz werden Heilwirkungen zugeschrieben, was auf den Gehalt an Zuckerstoffen zurückzuführen ist. Dieses Malz wird wie Gerstenkörner als Abkochung verwendet, entfaltet aber auch als Badezusatz heilende Wirkungen bei Hautkrankheiten, Lähmungen, Auszehrung und allgemeiner Schwäche.

Inhaltsstoffe

Entspelzte Gerstenkörner enthalten pro 100 g etwa 10,6 g Eiweiß, 2,1 g Fett, 63,3 g Kohlenhydrate, 9,8 g Ballaststoffe, 18 mg Natrium, 444 mg Kalium, 38 mg Calcium, 342 mg Phosphor, 114 mg Magnesium, 2,8 mg Eisen und die meisten B-Vitamine in nennenswerten Mengen.

Heilwirkungen

bei Entzündungen

Die schleimige Abkochung (Sud) von Gerste legt sich schützend auf Entzündungen sowie gereizte Schleimhäute im Darm und Rachenraum. Der hohe Mineralstoffgehalt gleicht Mineralstoffverluste, die oft mit Durchfall und Entzündungen einhergehen, aus. Der Gerstensud beruhigt den gestörten Darm und normalisiert die Darmbewegungen.

Gerstensudbäder wirken durch ihre Schleim- und Mineralstoffe auf das Hautbild schützend und aufbauend; sie festigen das Gewebe. Breiauflagen aus Gerste haben eine hohe Wärmespeicherkapazität. Sie erweichen verhärtetes Gewebe und bringen Blutergüsse rasch zum Verschwinden.

Anwendungen

■ Gerstensud als Gesichtswasser

Laut Hildegard von Bingen soll der Sud auch ein vorzügliches Gesichtswasser sein und die Haut glatt sowie schön halten. Er spendet Feuchtigkeit und wirkt durch die Mineralstoffe aufbauend sowie straffend.

> **Tip!**
> Gerstenkörner und -graupen benötigen etwa 2 Stunden Kochzeit, bis sie einen weichen Biß haben. Wenn Sie die Körner oder Graupen statt in Leitungswasser in Mineralwasser garen, sparen Sie viel Zeit und Energie: Die Körner platzen in ungefähr 30 Minuten, und auch Graupen sind in etwa 30 Minuten gar und weich. Dies ist wichtig für die Verwendung der Gerste in der Küche, aber auch für die Zubereitung einer Abkochung oder Breiauflage. Der Sud ist besonders reich an Mineralstoffen.

■ Gerstensud gegen Reizhusten und Heiserkeit

(für 1 Person und 1 Tag)
150–200 ml erwärmter Gerstensud

Den Gerstensud in 3–5 Portionen über den Tag verteilt in kleinen Schlucken trinken. Die Schleimstoffe schützen den entzündeten und gereizten Rachenraum. Der Sud wirkt wohltuend und beruhigend auf die Bronchien.

■ Gerstensud bei Darmentzündungen und Schwäche

(für 1 Anwendung)
200 ml erwärmter Gerstensud
300 ml heiße Hühnerbrühe
1 Msp Hefeextrakt zum Würzen (nach Geschmack)

Den Sud mit der Brühe verrühren, die Flüssigkeit nach Geschmack mit Hefeextrakt würzen und über den Tag verteilt in 2 Portionen trinken. Bei Durchfall kann man zur Brühe ein Stück Weiß- oder Toastbrot – eventuell ganz leicht geröstet – essen. Man kann aber auch ein altbackenes Brötchen in Würfel schneiden und in die Suppe geben.

Die Gurke – zur Entschlackung und Entwässerung

Man nimmt an, daß die Gurke ursprünglich schon vor 4000 Jahren an den Südhängen des Himalaya angebaut wurde oder aber daß das tropische Afrika ihre Urheimat ist. Von dort kam das zu den Kürbisgewächsen zählende Gemüse über Ägypten in den Mittelmeerraum. Den alten Griechen und Römern war die Gurke wohlbekannt. Schon damals schätzte man sie als kalorienarmes Gemüse und empfahl sie

bei Fettsucht und Gicht bei Fettsucht und Gicht.
Heute werden Gurken weltweit angebaut, wegen ihrer hohen Ansprüche an das Klima allerdings überwiegend in Gewächshäusern. Wir unterscheiden zwischen Salat- und Einlegegurken. Für Heilzwecke kommt nur die frische Salatgurke in Frage.

> Die Gurke ist wohl das wasserreichste Gemüse überhaupt. Sie enthält kaum Kalorien, aber viele Mineralstoffe, weshalb sie stark basenbildend ist. Gurken eignen sich besonders zur Entschlackung und Entwässerung.

Aufgrund ihres hohen Wasser- und Mineralstoffgehalts werden sie ausgleichend zu säurebildenden Nahrungsmitteln wie Fleisch empfohlen. Für Personen mit erhöhtem Harnsäurespiegel und Gicht ist die Gurke bestens geeignet. Ein Gurkentag gilt nach akuten Gichtanfällen als sehr bewährt. Gurken werden überwiegend frisch als Rohkostsalat oder in Mischsalaten verzehrt. Für Heilzwecke (innerlich und äußerlich) verwendet man auch Gurkenbrei und Gurkensaft, der ganz leicht selbst herzustellen ist.

Inhaltsstoffe

100 g Salatgurke enthalten 0,6 g Eiweiß, 0,2 g Fett, 1,9 g Kohlenhydrate, 96,8 g Wasser, 0,9 g Ballaststoffe und 13 kcal.
An Mineralstoffen finden wir 9 mg Natrium, 140 mg Kalium, 8 mg Magnesium, 15 mg Calcium, 0,5 mg Eisen, außerdem die Spurenelemente Mangan, Kupfer, Zink, Jod und Selen. Des weiteren sind

die Vitamine Carotin, E, K, B_1, B_2, Niacin, Pantothensäure, B_6, Biotin, Folsäure und C (8 mg) enthalten sowie Äpfel- und Zitronensäure.

Heilwirkungen

Die Gurke gehört aufgrund ihres hohen Wasser- und Mineralstoffgehalts zu den basenreichsten Gemüsearten. Sie wirkt harntreibend, harnalkalisierend, blutreinigend und entwässernd. Gurken helfen auch äußerlich angewendet: Sie fördern die Durchblutung der oberen Hautschichten, wirken zusammenziehend, kühlend und spenden Feuchtigkeit.

äußerliche Anwendung

Anwendungen

■ Gurkenkur bei Hautleiden
(für 1 Person und 1 Tag)
500–700 g frische Salatgurke

Die Gurke waschen, schälen und über den Tag verteilt ohne Salz essen: als Salat, Gurkenstücke, auf Brot etc. Die Behandlung über mindestens 5 Tage durchführen. Sie wirkt entwässernd und blutreinigend. Damit fördert sie von innen die Abheilung von Hautausschlägen und Ekzemen. Unterstützend dazu kann man frische Gurkenscheiben auf die betroffenen Hautpartien legen.

Behandlungsdauer: mindestens 5 Tage

! Während der Kur möglichst wenig Kochsalz verzehren und auf Fleisch, Wurst, Schinken und Käse verzichten. Frischkäse ist hingegen erlaubt.

■ Gurkenauflage bei Sonnenbrand
(für 1 Anwendung)
300–400 g frische Salatgurke
75 g Joghurt

Das Gurkenstück waschen, schälen und auf einer Rohkostreibe grob raspeln. Die Gurkenraspel zusammen mit dem Joghurt verrühren und gut kühlen – eventuell einige Minuten zuvor ins Gefrierfach stellen. Den Gurkenbrei auf die betroffene Hautpartie verteilen, eventuell ein Handtuch unterlegen. So lange drauf lassen, bis die Auflage nicht mehr als kühlend empfunden wird. Den Gurkenbrei mit einem weichen Tuch vorsichtig abnehmen oder mit kaltem Wasser abduschen. Die Auflage gegebenenfalls erneuern.

■ **Gurkenrohkost bei Gicht**
(für 1 Portion)
400 g frische Salatgurke
Pfeffer
1 Prise Zucker
1–2 EL Zitronensaft
2 TL Salatöl

Das Gurkenstück waschen, schälen und in feine Scheiben hobeln. Pfeffer, Zucker und Zitronensaft untermischen und das Ganze kurz ziehen lassen. Dann das Öl darunterrühren und die Rohkost servieren. Dazu kann man ein Kartoffel- oder Reisgericht (salzarm!) essen, aber kein Fleisch und keinen Fisch.

! ● Bei erhöhtem Harnsäurespiegel und Gicht ist ein fleischloser Entschlackungs- und Entwässerungstag angebracht. Gurken wirken basenbildend und neutralisieren erhöhte Säuregehalte im Organismus.

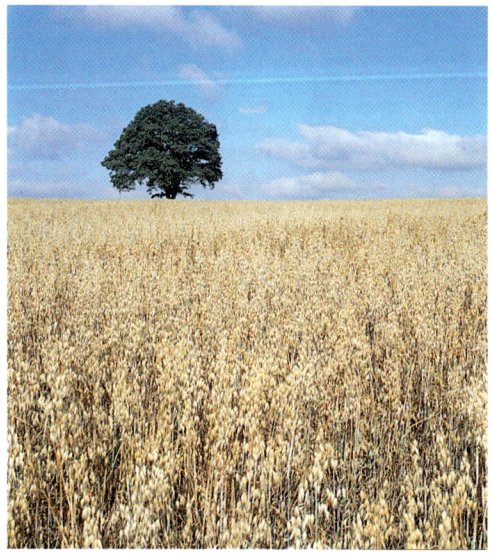

Hafer ist eine der bedeutendsten Getreidearten in Europa

Der Hafer – für groß und klein

Hafer ist die nährstoffreichste Getreideart. Er hat heute in Europa neben Weizen, Gerste und Roggen eine große Bedeutung. Hafer wird selten in Form ganzer Körner angeboten. Für den Verzehr eignen sich vielmehr die zu Grütze geschroteten Haferkörner und die Haferflocken, die durch Darren, Quetschen und Walzen der Körner entstehen. Da die Haferkörner vor der Weiterverarbeitung nur geringfügig geschält werden müssen, haben alle Hafererzeugnisse Vollkorncharakter: Sie enthalten die wertvollen Inhaltsstoffe in nahezu der Menge wie im ganzen Korn.

Hafer ist ein sehr gut bekömmliches und nahrhaftes Getreide, deshalb wird er sowohl in der Säuglingsernährung, der Krankenkost als auch in der Sportlerernährung eingesetzt. Er ist reich an wertvollem Eiweiß, essentiellen Fettsäuren, komplexen Kohlenhydraten und Ballaststoffen. Auch enthält Hafer zahlreiche Vitamine und Mineralstoffe. In der Naturheilkunde dient Hafer der innerlichen und äußerlichen Behandlung von Krankheiten. Selbst das Haferstroh hat eine heilende Wirkung. Haferkleie ist reich an löslichen Ballaststoffen und blutfettsenkend.

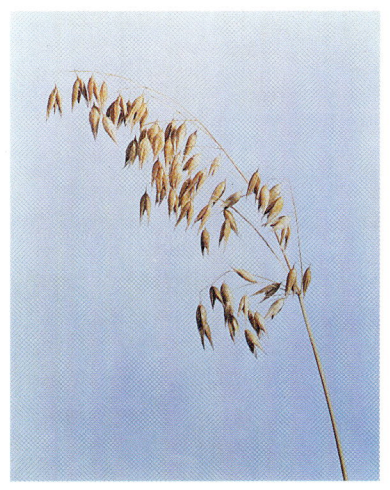

Vor der Weiterverarbeitung müssen Haferkörner nur geringfügig geschält werden

Schmelzflocken
Sportler schwören auf nährstoffreiche Mixgetränke, die mit Schmelzflocken (Instanthaferflocken) angereichert sind. Diese Flocken werden aus Hafervollkornmehl hergestellt und sind in kalten und warmen Flüssigkeiten leicht löslich. Sie haben sich auch als ideale Nahrung für Säuglinge bewährt, die von der Mutter nicht gestillt werden können. Außerdem sind Schmelzflocken unverzichtbar in der Krankenhauskost, so zum Beispiel für die Haferschleimsuppe, die Frischoperierten als erste Nahrung verabreicht wird.

Inhaltsstoffe

100 g entspelzte (geschälte) Haferkörner enthalten etwa 12,6 g Eiweiß, 7,1 g Fett (davon 3 g mehrfach ungesättigte Fettsäuren), 59,8 g Kohlenhydrate, 354 kcal, 5,6 g Ballaststoffe, 8 mg Natrium, 355 mg Kalium, 79 mg Calcium, 342 mg Phosphor, 129 mg Magnesium, 5,8 mg Eisen, 4 mg Mangan, 4,5 mg Zink, 0,52 mg Vitamin B_1, 2,4 mg Niacin, 0,96 mg Vitamin B_6 sowie kleine Mengen weiterer B-Vitamine und je nach Anbaugebiet auch beachtliche Mengen des Spurenelements Selen.

In Haferflocken sind diese Substanzen ebenfalls enthalten, teilweise in kleinerer oder größerer Menge, die sich durch geringfügige Verarbeitungsverluste und eine herstellungsbedingte Konzentration von Inhaltsstoffen ergeben.

Heilwirkungen

vielfältige
Heileigen-
schaften

Hafer entfaltet seine gesundheitsfördernden Eigenschaften auf vielfältige Weise. Er ist sehr nahrhaft und kräftigend, gut bekömmlich sowie verdauungsfördernd. Aufgrund der Schleimstoffe beruhigt Hafer die gereizte und entzündete Magenschleimhaut. Zudem hat er einen hohen Sättigungswert. Durch seinen Gehalt an löslichen Ballaststoffen, die man vor allem in den Randschichten des Korns findet, senkt er einen erhöhten Cholesterinspiegel.

Äußerlich angewendet wirkt Hafer durchblutungsfördernd und erwärmend auf das Gewebe. Im Volksmund gilt Hafer als Muntermacher und Mittel für gute Laune.

Anwendungen

■ Haferschleim bei Gastritis

Bewährte Heilmittel bei Magenschleimhautentzündung sind Haferschleim und -suppe. Um Haferschleim zuzubereiten, rührt man einfach Schmelzflocken in kochendes Wasser. Für die Suppe gibt man sie in kochende ungesalzene Gemüsebrühe, darunter mischt man frische Petersilie. Beides nimmt man warm zu sich. Hafer enthält Schleimstoffe, die sich schützend auf die Magenwand legen und die Heilung fördern.

mehrmals
täglich

Der Haferschleim oder die Suppe sollte in kleinen Portionen mehrmals täglich statt einer Mahlzeit eingenommen werden, denn dadurch werden Magenkontraktionen (»Magenknurren«), die die Entzündung begünstigen, verhindert. Auf diese Weise wird der Magen ruhig gestellt.

■ Haferkur
(für 1 Tag)
75 g Haferflocken
200 g frisches Obst
1 EL Sahne
Saft von $^1/_2$ Zitrone
1 TL Honig
1 TL geriebene Haselnußkerne
150 g Joghurt oder Kefir

Die Haferflocken über Nacht in etwas Wasser einweichen. Am nächsten Tag etwa 50 g zusammen mit zwei Drittel der Flüssigkeit in ein Schälchen geben. Die Hälfte des Obsts kleinschneiden und mit den anderen Zutaten untermischen. Die restlichen Haferflocken samt der Flüssigkeit unter den Joghurt oder Kefir mischen, das restliche Obst kleinschneiden und unterheben.

Das Ganze als Zwischenmahlzeit am Vor- oder Nachmittag essen. Diese Mahlzeiten täglich essen, dabei können die Früchte variiert werden. Die Kur sollte am besten über mehrere Monate durchgeführt werden. Sie wirkt stärkend und harmonisierend auf alle Körperfunktionen, verbessert die Leistungsfähigkeit, hilft gegen permanente Müdigkeit und hellt die Stimmung auf.

als Zwischenmahlzeit

■ Haferstroh-Vollbad bei Gicht und Rheuma
(für 1 Anwendung)
1 großer Büschel Haferstroh

Reichlich Wasser in einem großen Kessel erhitzen und das Haferstroh hineingeben. Das Ganze etwa eine halbe Stunde kochen. Dann das Stroh herausnehmen, die mineralstoffreiche Abkochung in die Badewanne schütten und mit Wasser auffüllen. Die Badewassertemperatur sollte der normalen Körpertemperatur entsprechen.

Das Bad wirkt durchblutungsfördernd und erwärmend. Aufgrund des hohen Mineralstoff- und Carotingehalts stärkt es die Abwehrkräfte der Haut und wird daher auch bei chronischen Hautleiden angewendet. Fertige Haferstroh-Badezusätze gibt es in der Apotheke.

fertige Haferstroh-Badezusätze

■ Haferabkochung gegen Schwäche (nach Pfarrer Kneipp)
(für 1 l)
1 l Haferkörner
2 l Wasser
2 EL Honig

Den Hafer 6–8mal mit frischem Wasser waschen, dann in 2 l Wasser geben und offen bei mäßiger Hitze so lange kochen, bis das Wasser zur Hälfte eingekocht ist. Das Ganze auf ein Sieb schütten, den Sud auffangen und den Honig einrühren.

Die Flüssigkeit über den Tag verteilt trinken. Kneipp empfiehlt die Abkochung als nahrhaftes und bekömmliches Getränk in der Rekonvaleszenz, auch fördert es die Blutbildung und stärkt die Abwehrkräfte.

über den Tag verteilt

Der Honig – eine bärenstarke Süßigkeit

Honig ist der älteste natürliche Süßstoff und eine der ersten Schleckereien des Menschen. Vor rund 40 000 Jahren entdeckte der Mensch das Feuer und entwickelte sich vom reinen Sammler und Pflanzenfresser zum Jäger. Der Bär war es, der ihn bei der Jagd zum Honig führte. Schnell merkte der Mensch, daß die aus Felsritzen und Baumhöhlen tropfende, klebrige Masse nicht nur dem Bären gut schmeckte. Der Honig war ihm schließlich so wertvoll, daß er sich die Bienen in die Nähe seiner Behausung holte. Er machte die Biene zu seinem Haustier und entwickelte die Imkerei.

Honig als Süßigkeit und Naturarznei — Über Jahrtausende war Honig die einzige Süßigkeit, die auch als Naturarznei verwendet wurde. Die heilsamen Kräfte des Honigs reichen von der stärkenden, über die beruhigende, desinfizierende, herzschützende Wirkung bis hin zu kosmetischen und pflegenden Eigenschaften.

> **Honig nicht über 40° C erhitzen!**
> Egal, welchen Honig Sie bevorzugen, wenn Sie seine Heilkräfte nutzen wollen, dürfen Sie ihn nicht über 40° C erhitzen. Gerade die honigtypischen Enzyme mit ihren Schutzwirkungen werden durch höhere Temperaturen zerstört. Heiße Milch und Tee, denen man Honig beigibt, sollten deshalb vorher etwas abkühlen.

Inhaltsstoffe

Der Gehalt an Nähr- und Wirkstoffen im Honig unterliegt starken Schwankungen, unter anderem hängt er sehr von der Honigart (Blütenhonig oder Honigtauhonig) und der Art der Gewinnung ab.

Am zuverlässigsten sind die Durchschnittswerte von Blütenhonig: 100 g liefern etwa 0,4 g Eiweiß, 75,1 g Kohlenhydrate, 302 kcal, außerdem kleine Mengen Natrium, Kalium, Magnesium, Calcium, Phosphor, Mangan, Eisen, Kupfer und Zink. Honig enthält außerdem Carotin, Vitamin K, B_1, B_2, B_6, Niacin, Pantothensäure, Vitamin C sowie Acetylcholin und Salicylsäure. Für die Geschmacksvielfalt sind die über 120 Aromastoffe und organischen Säuren des Honigs verantwortlich, welche zusammen mit den körpereigenen Enzymen der Biene auch wesentlich zur Heilwirkung beitragen.

! In Blütenhonig sind stets kleine Mengen verschiedener Pollen enthalten, weshalb Pollenallergiker auf Honig allergisch reagieren
können.

Heilwirkungen

Die Mineralstoffe Kalium und Magnesium sind für die Muskel- und
Nervenerregung wichtig. Eisen und Kupfer werden zur Blutbildung
und für das Immunsystem benötigt. Säuren regen Appetit und Verdauung an. Bienenenzyme wirken antibakteriell. Pollen fördern die
Durchblutung der Darmschleimhaut und stärken das Immunsystem.

Acetylcholin hat hormonähnliche Wirkungen: Es wird als Medika-
ment bei Herz-Kreislauf-Erkrankungen eingesetzt, denn es vermindert die Herzfrequenz, erweitert die Herzkranzgefäße, senkt erhöhten Blutdruck und hilft bei Herzrhythmusstörungen. Schon die kleine
Menge Acetylcholin im Honig zeigt diese günstigen Wirkungen. Es
fungiert als Überträgersubstanz an den meisten Nervenendigungen
und beeinflußt so die Erregbarkeit von Nerven- und Muskelzellen.
Seine Wirkung wird durch die Anwesenheit von Kalium und Magnesium unterstützt. Salicylsäure ist die Grundsubstanz des Schmerzmit-
tels Aspirin – sie wirkt schmerzstillend und fiebersenkend.

beeinflußt Erregbarkeit von Nerven- und Muskelzellen

Anwendungen

■ **Sauerhonig-Trunk**
(für 1 Glas)
150 ml warmes Wasser (am besten unter 40° C)
1 EL Honig
2 TL Blütenpollen
1 TL Apfelessig

Die Zutaten gut miteinander verrühren und am Abend in kleinen
Schlucken trinken.

■ **Honigmilch für guten Schlaf**
(für 1 Tasse)
100 ml warme Milch (max. 37° C warm)
Honig nach Geschmack.

In der warmen Milch den Honig unter Rühren auflösen, dann das Getränk langsam in kleinen Schlucken trinken.

■ Honigwickel bei Rheumaerkrankungen

Warme Honigwickel helfen bei allen rheumatischen Krankheiten, die Wärme verlangen – allerdings nicht bei entzündlichen Rheumakrankheiten! Für die schmerzende Stelle bereitet man ein sauberes Baumwolltuch in der passenden Größe vor, taucht es in heißes Wasser, wringt es gut aus und bestreicht eine Seite dünn mit Honig. Dann legt man das Tuch rasch mit der Honigseite auf die betroffene Körperpartie, wickelt es darum und fixiert darüber ein trockenes Handtuch.

Der Honig sorgt für eine anhaltende Erwärmung sowie bessere Durchblutung und damit für den Abtransport der schmerzauslösenden Substanzen. Zudem wirkt auch die Salicylsäure gegen den Schmerz.

■ Honig gegen trockene und spröde Lippen

Aufgesprungene Lippen bieten Krankheitserregern einen idealen Nistplatz. Man sollte sie tagsüber immer wieder dünn mit flüssigem Honig bestreichen. Er wirkt keimtötend, liefert viele Mineralien und Vitamine zur Heilung der Lippen und fördert die Durchblutung des empfindlichen Gewebes. Daneben spendet Honig auch Feuchtigkeit, und der feine Honigfilm schützt gegen rauhen Wind, der die Austrocknung verschlimmert.

täglich bestreichen

■ Honigauflage bei Schürfwunden

Schon in der Antike gehörte der Honig zur Erste-Hilfe-Ausrüstung bei Kriegszügen. Blutige Verletzungen aller Art, insbesondere kleine Wunden wurden damit behandelt. Auch heute können wir uns die heilende Kraft des Honig zunutze machen: Honig wird auf die saubere, nicht mehr blutende Wunde dünn aufgetragen. Er sorgt dafür, daß keine Keime in die Wunde gelangen und daß noch vorhandene Keime durch seine bakterientötende Wirkung vernichtet werden.

Aufgrund seines Salicylsäuregehalts wirkt Honig auf natürliche Weise schmerzlindernd. Die Wunde ist gut versorgt, ein Verband kann angelegt werden.

■ Honig als Brandsalbe

Bei leichten und kleineren Verbrennungen sowie Verbrühungen kann Honig schnell Erste Hilfe leisten: Die Verletzung muß zunächst einige Minuten mit kaltem Wasser gekühlt werden, dann bestreicht man sie vorsichtig mit Honig und läßt ihn etwas einwirken. Zum Schluß wird ein kalter Umschlag darüber gelegt. Der Honig schützt vor dem Eindringen von Keimen und verlängert die kühlende Wirkung des Umschlags. So kann man die Blasen- und Narbenbildung verhindern.

! Großflächige Verbrennungen müssen allerdings immer vom Arzt
behandelt werden.

Der Joghurt – eine Speise der Götter

Um die Entdeckung des Joghurts rankt sich so manche Legende. Der
erste Joghurt war wohl ein Produkt des Zufalls: Früher wurde den
Göttern neben Opfertieren auch Milch, Gemüse und Obst darge-
bracht. Die Milch wurde in Opferschalen gegossen und sich selbst

Produkt des Zufalls

überlassen. Bei warmer Witterung säuer-
te sie schnell und wurde dicklich. Mögli-
cherweise hat ein Altarwächter von der
gesäuerten Milch genascht und ist dabei
auf den Geschmack gekommen.

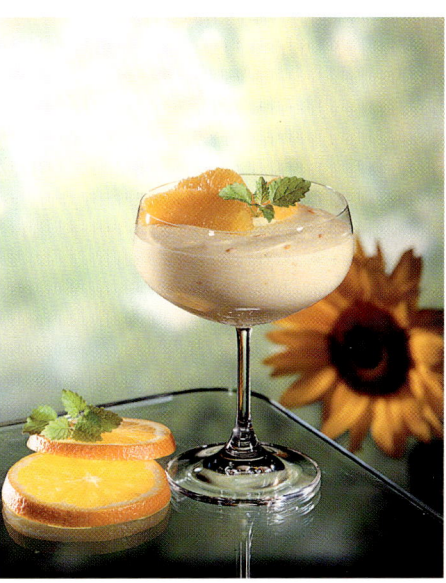

  Auch die Nomadenvölker könnten den
Joghurt erfunden haben: Über weite
Strecken transportierten sie frische
Milch in Ziegenhäuten auf ihren Kame-
len. Am Ziel angekommen stellten sie
fest, daß die Milch geronnen war, aber
sehr erfrischend und gut schmeckte.
Doch nicht nur des Geschmacks wegen
war Joghurt bei unseren Vorfahren hochgeschätzt, er galt aufgrund seiner diätetischen und gesundheitsfördernden Eigenschaften als Lebenselixier. Joghurt ist
so gesund wie die Milch, aus der er gemacht wird, enthält darüber hinaus aber
noch Milchsäure und lebende Joghurtbakterien, die im menschlichen
Stoffwechsel viele Prozesse nachweislich günstig beeinflussen.

*Probiotischer Joghurt schmeckt er-
frischend und saniert die Darmflora*

Joghurt am besten pur!
Für die naturheilkundliche Verwendung kommt nur Naturjoghurt
ohne Zusätze in Frage. Achten Sie darauf, daß er reich an rechtsdrehender Milchsäure ist. Noch besser für die Ernährung ist allerdings Joghurt mit probiotischen Kulturen. Diese gelangen lebend
in den Verdauungstrakt und wirken positiv auf viele Stoffwechselvorgänge. Sie sanieren die Darmflora und stärken die Immunabwehr.

Inhaltsstoffe

100 g Naturjoghurt mit 3,5% Fett enthalten im Durchschnitt 3,3 g Eiweiß, 3,5 g Fett, 4 g Kohlenhydrate, 0,8 g Milchsäure, 64 kcal, 13 mg Cholesterin, 50 mg Natrium, 160 mg Kalium, 130 mg Calcium, 100 mg Phosphor, 12 mg Magnesium, 0,1 mg Eisen, 40 µg Vitamin A, 0,02 mg Vitamin B_1, 0,17 mg Vitamin B_2, 0,05 mg Vitamin B_6 und kleine Mengen weiterer Vitamine.

Heilwirkungen

wirkt von innen und außen

Joghurt wirkt als Nahrungsmittel von innen her gesundheitsfördernd. Er hat aber auch äußerlich angewendet heilende Eigenschaften. Das Eiweiß des Joghurts ist durch die Säureeinwirkung der Milchsäurebakterien vorverdaut und damit besonders bekömmlich. Milchsäure trägt dazu bei, daß die Darmschleimhaut mit der richtigen Mikroflora besiedelt wird und schädliche Mikroorganismen zurückgedrängt werden. Die Resorption von Nährstoffen, insbesondere von Vitaminen und Calcium, wird dadurch verbessert.

Äußerlich wirkt vor allem die Milchsäure auf die Haut: Sie ist Bestandteil ihres natürlichen Säureschutzmantels. Auf diese Weise trägt sie zum richtigen pH-Wert der Haut bei und hat zudem einen keimtötenden Effekt.

Anwendungen

■ Joghurt zur Regeneration der Darmschleimhaut

Bei Abführmittelmißbrauch, längerer Einnahme von Antibiotika, Verstopfung und einseitiger Ernährung kann die gesunde Darmflora Schaden nehmen. Dadurch werden Resorpotionsvorgänge gestört, es kommt zu Nährstoffmangelerscheinungen, auch ernstzunehmende Darmkrankheiten können sich entwickeln.

Joghurt enthält lebende Milchsäurebakterien, wie sie auch Bestandteil der menschlichen Darmflora sind. Ein Teil dieser Mikroorganismen gelangt in aktivem Zustand in den Darm und kann dort zu einer Neubesiedelung der Darmschleimhaut mit einer intakten Flora beitragen. Schädliche Bakterien werden in Schach gehalten.

■ Joghurttampon bei Scheideninfektionen

Schon unsere Urgroßmütter schworen auf die Anwendung von Joghurt bei Scheideninfektionen und damit verbundenem Ausfluß.

Während ein leichter, glasig-durchsichtiger Ausfluß bei Frauen eine normale biologische und zyklusabhängige Sache ist, gibt es auch lästigen Ausfluß, der mit Jucken und Brennen in der Scheide einhergeht. Meist liegt es am gestörten Säuremilieu in der Scheide, infolgedessen sich Pilze und andere Keime ausbreiten können.

Man appliziert mit steriler Watte oder mit einem Tampon etwas Joghurt in die Scheide. Dies wiederholt man nach jedem Gang zur Toilette mit einem frischen Tampon.

> **!** Auch wenn am nächsten Tag Besserung eingetreten ist, sollte die Anwendung sicherheitshalber noch einen Tag lang fortgesetzt werden.

■ Joghurtkur bei Calciummangel

Vorbeugend gegen Osteoporose und im Rahmen einer Osteoporosetherapie empfiehlt es sich, Joghurt kurmäßig zu verzehren. Wenn Übergewicht besteht, was sehr oft der Fall ist, kann mit einer solchen Kur – bei optimaler Calciumversorgung – auch das Gewicht reduziert werden. Wählen Sie in diesem Fall fettarmen Joghurt mit 1,5% Fett. Täglich gibt es 2–3 Becher Joghurt (300–450 g), am besten verteilt man die Menge auf das Frühstück und die Zwischenmahlzeiten. 50 g Joghurt liefern 585 mg Calcium, das sind fast 75% der empfohlenen Tagesmenge von 800 mg Calcium.

täglich 2–3 Becher

> **Tip!**
> Erste Hilfe bei Sonnenbrand leistet eine Joghurtauflage. Gutgekühlten Joghurt vorsichtig auf die verbrannte Stelle auftragen und so lange drauf lassen, bis er nicht mehr als kühl empfunden wird. Das Ganze so oft wiederholen, bis sich die Stelle nicht mehr heiß anfühlt. Die Milchsäure im Joghurt wirkt desinfizierend auf die geschädigte Haut und regeneriert den zerstörten Säureschutzmantel. Der hohe Anteil an Feuchtigkeit verhindert das Austrocknen und ein Schälen der verbrannten Hautpartien.

■ Joghurt-Gurken-Packung für müde, abgespannte Gesichtshaut

(für 1 Anwendung)
100 g Salatgurke
100 g Naturjoghurt (3,5% Fett)
2 EL feingehackte Petersilie

Das Gurkenstück schälen und raspeln, dann unter den Joghurt rühren und die Petersilie hinzugeben. Alles gut verrühren und auf das gereinigte Gesicht, den Hals und das Dekolleté verteilen. Etwa 5 Minuten einwirken lassen, dann mit Kosmetiktüchern abnehmen. Die Packung kühlt und erfrischt, sie spendet Feuchtigkeit und hilft den natürlichen Säureschutz zu erhalten.

■ **Joghurtpeeling für trockene Haut**
(für 1 Anwendung)
2 EL Mandelkleie
1–2 EL Naturjoghurt (3,5% Fett)

Die Mandelkleie mit soviel Joghurt verrühren, daß eine breiige Masse entsteht. Diese dann auf das gereinigte Gesicht (Augen und Mund aussparen!) sowie den Hals verteilen und die Haut mit kreisenden Bewegungen von innen nach außen sanft massieren. Wenn die Haut warm und leicht gerötet ist, das Ganze mit reichlich lauwarmem Wasser abwaschen. Dann sorgfältig abtupfen und das Gesicht wie gewohnt eincremen. Das Peeling am besten vor dem Schlafengehen machen.

Der Kaffee – Genußmittel und Muntermacher

Die Kaffeepflanze wurde vermutlich im 14. Jahrhundert zum erstenmal in Arabien kultiviert. Anfang des 17. Jahrhunderts kam der Kaffee auf venezianischen Schiffen nach Europa. Die Türken brachten diesen auf ihren Kriegszügen bis nach Wien und schon bald etablierten sich in vielen Städten die Kaffeehäuser: Das erste Kaffeehaus Deutschlands wurde nicht – wie oft berichtet – im Jahr 1677 in Hamburg, sondern bereits 1673 in Bremen eröffnet.

Bis heute ist Bremen die Kaffeestadt Deutschlands. Kaffee ist seit Jahrhunderten ein bedeutendes Importgut, das sich in der Bevölkerung großer Beliebtheit erfreut. Er ist das **Lieblingsgetränk der Deutschen.** Etwa 7 kg Rohkaffee konsumiert jeder Bundesbürger im Jahr. Das entspricht etwa 170 l gebrühtem Kaffee beziehungsweise 3–4 Tassen pro Tag. Kaffee ist unser wichtigstes Genußmittel.

> Er wirkt durch seinen Coffeingehalt als Muntermacher am Morgen, als Verdauungshilfe nach dem Essen und ist nicht zuletzt auch ein Stückchen Trinkkultur. Neuesten Erkenntnissen zufolge kommt dem Kaffeegenuß sogar eine medizinische Bedeutung zu.

Inhaltsstoffe

Die Kaffeebohne enthält bis zu 2% Coffein. Im ungerösteten Kaffee ist das Coffein an die Chlorogensäure gebunden, im gerösteten liegt es in freier Form vor. 1 Tasse Kaffee (150 ml) enthält etwa 0,1 g Coffein. Außerdem sind noch Chlorogensäure und ätherische Röstöle im Kaffee enthalten. Aufgebrühter Kaffee (schwarz) ist kalorienfrei.

Heilwirkungen

Die Kaffeebohne ist sehr gut untersucht, ebenso auch die gesundheitliche Wirkung des Kaffees. Der Hauptwirkstoff des Kaffees ist das Coffein, das verschiedene Stoffwechselabläufe beeinflußt. Aus medizinischer Sicht ist Coffein ein mildes Anregungsmittel für das zentrale Nervensystem. Es aktiviert Hormone, die ihrerseits die Herztätigkeit, die Atmung und den Stoffwechsel anregen und die Blutgefäße im Gehirn erweitern. Kaffee hilft daher gegen Kopfschmerzen, Migräne, Müdigkeit und Leistungsabfall sowie bei Konzentrationsschwäche. Aufgrund seiner kreislaufanregenden Eigenschaften wird Coffein auch als Hilfs- und Wirkstoff in vielen Medikamenten eingesetzt.

Coffein beeinflußt verschiedene Stoffwechselabläufe

Kaffee enthält außer Coffein noch Chlorogensäure und Röststoffe. Chlorogensäure scheint ein Schutzfaktor vor Dickdarm- und Leberkrebs zu sein. Erwiesenermaßen stimuliert sie die Magen- und Gallensäureproduktion und regt die Darmperistaltik an. Deshalb wird Kaffee gerne als Verdauungshilfe eingesetzt. Kaffee steigert auch den Kalorienverbrauch, insbesondere die Fettverbrennung des Körpers.

Anwendungen

■ **Kaffee gegen Kopfschmerzen**
Kaffee bringt bei quälenden Kopfschmerzen rasch Linderung. Sie lassen oft schon nach dem Genuß von 1–2 Tassen Kaffee nach. Coffein wird heute in einer Reihe von Schmerzmitteln eingesetzt, oft in Verbindung mit Acetylsalicylsäure (ASS) und Vitamin C. Das Coffein verbessert sogar die Aufnahme und Wirkung der Primärsubstanz, so daß man mit geringeren Dosen auskommt. Der Coffeingehalt einer Schmerztablette (25 mg) entspricht in etwa dem einer halben Tasse Kaffee.

1–2 Tassen

■ Schwarzer Kaffee gegen Migräne
(für 1 Person)
1 Tasse starker, heißer Kaffee
Saft von $1/2$ Zitrone
Zucker nach Geschmack

In den frischgebrühten Kaffee den Zitronensaft einrühren und das Getränk nach Geschmack mit Zucker süßen. Es gilt als rasch wirkendes Mittel bei Migräne und Kopfschmerzen jeglicher Art.

■ Milchkaffee mit Honig bei Erkältung
(für 1 große Tasse)
150 ml starker, heißer Kaffee
50–75 ml warme Milch
2–3 TL Honig (20–30 g)

In den heißen Kaffee die Milch einrühren und das Getränk mit Honig süßen, dann in kleinen Schlucken trinken. Während die bekannte Honigmilch müde macht, wirkt dieses Getränk als Muntermacher und Erkältungsmittel. Ideal für alle, die trotz Erkältung arbeiten und fit sein müssen.

■ Orangen-Kaffee als Katerkiller
(für 1 große Tasse)
150 ml starker, heißer Kaffee
100 ml Orangensaft
Traubenzucker oder Honig nach Geschmack

Den Kaffee mit dem Orangensaft verrühren und das Getränk mit Traubenzucker oder Honig süßen. Heiß trinken.

■ Kaffee als Verdauungshilfe
(für 1 Person)
150 ml starker, heißer Kaffee
1 EL Sahne oder Kondensmilch
Zucker nach Geschmack

Den Kaffee mit Milch und eventuell Zucker mischen und nach dem Essen in Ruhe trinken.

Die Karotte – Wurzel der Gesundheit

Die Karotte (Möhre) war als Nutzpflanze schon im Altertum bekannt. Funde von Karottensamen stammen aus der Zeit um 2000 v. Chr. Weltweit gehört die Karotte zu den wichtigsten Gemüsearten: Sie wird fast in jedem Land angebaut. Karotten gibt es in vielen Sorten und Formen. Da es bei den Karotten frühe und späte Sorten gibt, sind sie das ganze Jahr über preiswert erhältlich. Karotten sind in unserer Ernährung unverzichtbar: Als gut bekömmliches Gemüse spielen sie in der Kranken- und Babyernährung eine wichtige Rolle.

das ganze Jahr erhältlich

> Karotten helfen gegen vielerlei Beschwerden und tragen zum Schutz der Gesundheit bei. Eine besondere Bedeutung kommt dem Gehalt an Carotin (Provitamin A) zu, von dem die Karotte ihren Namen hat.

Carotin wird vom Körper nur verwertet, wenn es zusammen mit Fett aufgenommen wird. Deshalb Karotten stets mit etwas Fett zubereiten!

Inhaltsstoffe

100 g rohe Karotten liefern etwa 1,1 g Eiweiß, 0,2 g Fett, 5,2 g Kohlenhydrate, 3,4 g Ballaststoffe und 28 kcal. Ferner sind 60 mg Natrium, 290 mg Kalium, 41 mg Calcium, 36 mg Phosphor, 17 mg Magnesium und 2,1 mg Eisen enthalten, hinzu kommen die Vitamine A (als Carotin, 1,3 mg!), E, B_1, B_2, B_6, Niacin und C. Außer dem Beta-Carotin sind noch die Carotinoide alpha-Carotin und Lutein (sekundäre Pflanzenstoffe) enthalten.

Heilwirkungen

Karotten wirken auf vielfältige Weise gesundheitsfördernd: Aufgrund ihres hohen Ballaststoffgehalts regen sie die Darmtätigkeit an und sorgen dafür, daß Schadstoffe und Parasiten wie zum Beispiel Spulwürmer schnell aus dem Körper ausgeschieden werden. Die ätherischen Öle der Karotte wirken wurmabtötend. Die Ballaststoffe unterstützen einen weichen Stuhl und eine schmerzfreie Darmentleerung.

für eine gute Darmtätigkeit

   Carotin wirkt als Vorstufe von Vitamin A. Wird es im Körper zu Vitamin A umgebaut, erfüllt es als solches seine Funktionen als Hautschutzvitamin und Bestandteil des Sehpurpurs. Die Carotinoide sind

Funktion als Hautschutzvitamin

auch Radikalenfänger und damit wichtiger Bestandteil des körpereigenen Immunsystems. Sie wirken antioxidativ, schützen vor schädlicher UV-Strahlung, Zellentartung und Krebs und senken einen hohen Cholesterinspiegel.

Anwendungen

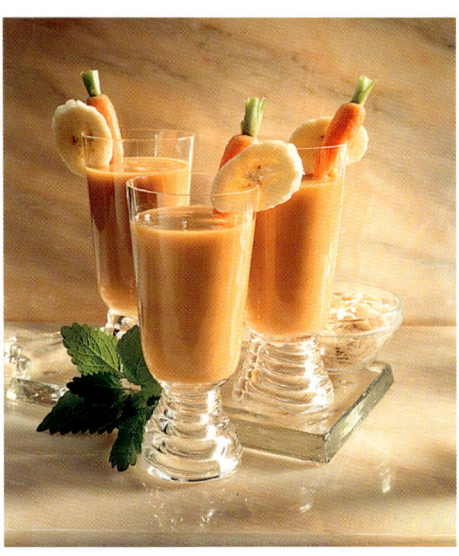

Ein Glas frischer Karottensaft hilft gegen viele Beschwerden

■ **Karottentrunk selbstgemacht**
(für 250 ml)
ca. 500 g junge, saftige Karotten (geputzt)
1 EL Sahne
Honig nach Geschmack

Die Karotten waschen, abbürsten, putzen und in einer Küchenmaschine oder auf einer Rohkostreibe fein raspeln. Sie in einen Entsafter geben und gut auspressen. Den Saft so frisch wie möglich verwenden. Die Sahne unterrühren und den Drink nach Geschmack mit etwas Honig süßen. Man kann Karottensaft auch mit einer pürierten Banane oder mit Apfelsaft mixen.

■ **Karottenrohkost gegen Verstopfung**
(für 1 Person)
200 g Karotten (geputzt)
1–2 EL Zitronensaft
einige Tropfen Honig
weißer Pfeffer, Salz
2 TL Weizenkeim- oder Sonnenblumenöl
1 EL feingehackte Petersilie

Die Karotten waschen, abbürsten, putzen und fein bis mittelgrob raspeln. Den Zitronensaft zusammen mit etwas Honig, Pfeffer sowie Salz verrühren, das Öl darunterschlagen und das Dressing unter die Karottenraspel mischen; die Petersilie untermengen. Den Salat mehrmals wenden, kurz durchziehen lassen, dann servieren. Man kann ihn noch mit Mandelblättchen bestreuen. Den Rohkostsalat am besten als Vorspeise vor dem Mittag- und Abendessen servieren. Stopfende Lebensmittel meiden.

als Vorspeise

■ Karottengemüse für die Abwehrkräfte und als Sonnenschutz

(für 1 Person)
250 g Karotten
1 Schalotte
1 TL Butter
weißer Pfeffer, Salz
2 EL feingehackte Petersilie

Die Karotten waschen, putzen, schälen und in Scheiben oder Würfel schneiden. Schalotte schälen und fein würfeln. Butter in einem Topf erhitzen und die Karotten sowie Zwiebelwürfel unter gelegentlichem Rühren andünsten. Mit Pfeffer und Salz würzen sowie die Petersilie untermischen.

■ Karotten gegen Spulwürmer

Kleine Kinder können sich beim Spielen im Sand und Dreck leicht mit Spulwürmern infizieren. Bei Hinweisen auf Spulwürmer (im Stuhl sind kleine, weiße, lebende Würmer sichtbar) verabreicht man sofort rohe Karotten. Man sollte sie mehrmals täglich essen, entweder aus der Hand knabbern oder geraspelt als Rohkost. Die ätherischen Öle der Karotten wirken wurmtötend.

mehrmals täglich

■ Karottenmaske gegen Pickel und unreine Haut

(für 1 Anwendung)
100 g Karotten
2 EL Speisequark (20% Fett)
1 EL Apfelessig

Die Karotten waschen, abbürsten, putzen und fein reiben. Den Quark und den Apfelessig untermischen und den Brei auf das gereinigte und abgetrocknete Gesicht verteilen. In kreisenden Bewegungen leicht massieren, dann das Ganze (am besten im Liegen) 10 Minuten einwirken lassen. Den Brei mit Kosmetiktüchern abnehmen, das Gesicht lauwarm abwaschen und trockentupfen.

Die Maske nährt, beruhigt und kühlt die Haut, sie desinfiziert, unterstützt den natürlichen Säureschutzmantel, fördert die Durchblutung und erfrischt. Man sollte sie einmal pro Woche (am besten vor dem Schlafengehen) anwenden.

einmal wöchentlich

Die Kartoffel – Stärke durch Stärke

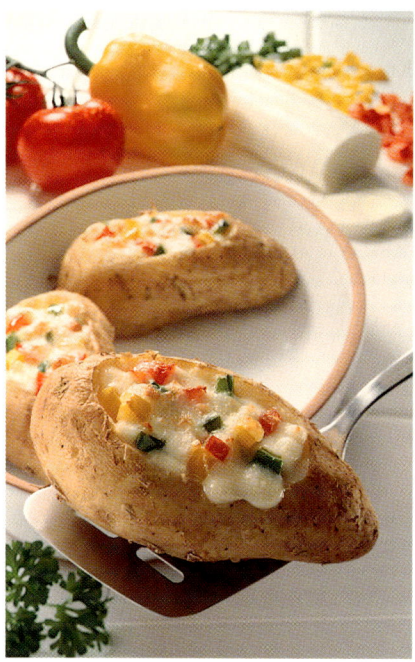

Die Kartoffel stammt aus den Anden-Gebieten Südamerikas, wo sie schon seit mindestens 2000 Jahren kultiviert wird. Nach Europa kam die wertvolle Erdfrucht Mitte des 16. Jahrhunderts. In Deutschland wurde sie erst im Jahre 1621 bekannt, zunächst allerdings nur als Garten- und Zierpflanze. Den gesundheitlichen Nutzen der unterirdischen Knollen erkannte in der zweiten Hälfte des 18. Jahrhunderts Friedrich der Große (»Alter Fritz«). Dennoch brauchte es noch einige Jahre, bis sich der Anbau von Kartoffeln in Deutschland durchsetzte. Heute ist die Kartoffel von unserem Speiseplan nicht mehr wegzudenken. Ihr gesundheitlicher und diätetischer Wert sucht seinesgleichen.

> Die Kartoffel weist den höchsten Stärkegehalt unter den Gemüsearten auf, außerdem ist sie reich an Mineralstoffen und Vitaminen. Besonders wertvoll ist das Eiweiß der Kartoffel.

Sie ist auch unverzichtbarer Bestandteil der Krankenkost und besonders bekömmlich. Kartoffelrezepte füllen ganze Bücher, denn die Knollen lassen sich auf so unterschiedliche Art und Weise zubereiten wie sonst kein anderes Gemüse.

Eine beliebte Zubereitungsart: die »überbackene Kartoffel«

Inhaltsstoffe

100 g Kartoffeln enthalten etwa 2 g Eiweiß, 0,1 g Fett, 14,8 g Kohlenhydrate (Stärke), 2,1 g Ballaststoffe und 70 kcal. Sie weisen 3 mg Natrium, 411 mg Kalium, 6 mg Calcium, 50 mg Phosphor, 20 mg Magnesium, 0,4 mg Eisen und 0,1 mg Fluor auf. Ferner liefern sie die Vitamine A (als Carotin), E, B_1, B_2, B_6, Niacin und Vitamin C.

Heilwirkungen

Kartoffeln wirken auf verschiedene Arten gesundheitsfördernd. Eine große Bedeutung kommt zunächst den Hauptnährstoffen und dem Ballaststoffgehalt zu. Kartoffeln enthalten fast kein Fett, aber relativ viel Eiweiß, das eine hohe biologische Wertigkeit hat. Hinzu kommt der hohe Gehalt an Stärke. damit ist die Kartoffel ein hervorragendes, gut bekömmliches Diätgemüse, das in jede Krankenkost paßt. Im Rahmen der Kartoffel-Ei-Diät wird sie Nierenkranken mit unzureichender Nierenfunktion verabreicht. Um diese Patienten mit der erforderlichen Mindestmenge an biologisch hochwertigem Eiweiß versorgen zu können, kombiniert man Kartoffeln mit Hühnerei und erreicht so eine Eiweißqualität mit der höchsten biologischen Wertigkeit überhaupt.

bekömmliches Diätgemüse

Die Kartoffel ist aufgrund ihres Mineralstoffreichtums ein basenüberschüssiges Gemüse, daher wirkt sie sich günstig auf das Säure-Basen-Gleichgewicht des Bluts aus. Sie ist auch ein sehr guter Vitaminlieferant. Am meisten Mineralstoffe und Vitamine enthält der frischgepreßte Kartoffelsaft. Er wird zur Entschlackung und bei einer Übersäuerung des Magens verabreicht.

Gekochte Kartoffeln finden auch äußerlich Anwendung, und zwar als heiße Auflagen und Kompressen. Durch ihre Wärmespeicherkapazität bringen sie Eiterherde zum Aufbrechen und fördern die Durchblutung, was bei einigen rheumatischen Krankheiten Linderung bringt.

als Auflage und Kompresse

Anwendungen

■ Die Kartoffel-Ei-Diät bei Nierenkrankheiten

Bei eingeschränkter Nierenleistung ist eine eiweißarme Kost angezeigt. Die Diät ist so zusammengesetzt, daß der Patient nur die Mindestmenge an Eiweiß erhält, um seine geschädigten Nieren möglichst wenig zu belasten. Dieses Eiweiß muß alle essentiellen Aminosäuren in ausreichender Menge enthalten. Während das Hühnerei eine biologische Wertigkeit von 100 hat, erreicht man durch die Mischung von Kartoffeln und Eiern eine Wertigkeit von 137. Man kann durch die richtige Mischung dieser Eiweißträger die Eiweißzufuhr senken.

■ Kartoffelauflage bei Eiterherden, Abszessen, Furunkeln und rheumatischen Krankheiten

(für 1 Anwendung)
etwa 500 g kleine bis mittelgroße Kartoffeln
1 Baumwoll- oder Leinensäckchen

Die Kartoffeln waschen und, knapp mit Wasser bedeckt, weich kochen. Auf ein Sieb schütten, abtropfen lassen und rasch in das Baumwoll- oder Leinensäckchen füllen. Dieses Säckchen zubinden und die Kartoffeln darin mit dem Nudelholz überrollen und zerdrücken. Die betroffene Körperpartie mit einem Tuch abdecken, den heißen Kartoffelsack auf die schmerzende Stelle oder den Abszeß legen, darüber ein Handtuch fixieren und ein Moltontuch oder eine Wolldecke darübergeben.

große Wärmespeicherkapazität

Die frischgekochten, heißen Kartoffeln haben aufgrund ihres hohen Stärkegehalts eine große Wärmespeicherkapazität. Die feuchte Wärme dehnt den Eiterherd aus und bringt ihn zum Aufbrechen.

> **❗🔴** Die Wärme verschafft auch Linderung bei manchen Rheumakrankheiten (zum Beispiel bei Arthrose, Gicht, Osteoporose – aber nicht bei entzündlichen Rheumakrankheiten!) sowie bei Bauchschmerzen, Muskelverspannungen und -verhärtungen.

■ Kartoffelsaft für den übersäuerten Magen

(für 100 ml Saft)
etwa 350 g festkochende Kartoffeln

Die Kartoffeln waschen, schälen, grob raspeln und in einem Entsafter auspressen. Oder in ein sauberes Baumwolltuch geben und sehr kräftig über einer Schüssel ausdrücken (die Saftausbeute ist hierbei geringer). Den Kartoffelsaft, der sehr mineralstoffreich und daher stark basenüberschüssig ist, trinken. Er wirkt bei Übersäuerung des Magens, saurem Aufstoßen und Sodbrennen. Seine ausgleichende Wirkung auf den übersäuerten Magen schützt vor Gastritis (Magenschleimhautentzündung) und Magenkrebs. Außerdem eignet er sich aufgrund seines hohen Kaliumgehalts zum Entschlacken und hilft bei erhöhtem Blutdruck.

Der Kefir – das Nationalgetränk im Kaukasus

Die Heimat des Kefir sind der Kaukasus und andere osteuropäische Gebiete. Dort ist er ein Nationalgetränk. Weil die Menschen in dieser Gegend bis ins hohe Alter gesund und vital bleiben, gilt Kefir als wahres Gesundheitselixier und als »Getränk der Hundertjährigen«. Der Begriff *kefir* kommt aus dem Türkischen und heißt soviel wie Wohlbefinden. Kefir ist ein Sauermilchgetränk von flüssig-sämiger bis löffelfester Konsistenz. Er schmeckt feinsäuerlich, aromatisch und prickelnd-spritzig.

bis ins hohe Alter gesund und vital

Für seine Herstellung verwendet man spezielle vitale Kefirkulturen, die aus Milchsäurebakterien und Kefirhefen bestehen. Milchsäurebakterien (Lactobacillus kefir und Lactococcus lactis) wandeln einen Teil des in der Milch enthaltenen Milchzuckers in Milchsäure um und bewirken die Säuerung. Die Kefirhefen (Candida kefir) setzen eine alkoholische Gärung in Gang, so daß aus dem Milchzucker Alkohol und Kohlensäure gebildet wird. Letztere sorgt für das angenehme, erfrischende Prickeln auf der Zunge.

! Der Alkoholgehalt von handelsüblichem Kefir muß mindestens 0,05 Gewichtsprozent betragen.

Der Gehalt an Kohlensäure und Alkohol ist typisch für einen echten und »vitalen Kefir«. Kefir ist ein gesundes, gut bekömmmliches Lebensmittel, mit einem hohen Eiweiß- und Calciumanteil. Er wird aber auch erfolgreich zu Heilzwecken verabreicht, insbesondere zur Regeneration einer gestörten Darmflora, zur Unterstützung der Immunabwehr, als Verdauungshilfe und zur Verbesserung des Hautbilds.

Gehalt an Kohlensäure und Alkohol

Kefir in seiner besten Form!
Kefir gibt es in verschiedenen Fettstufen, von mager (0,3% Fett) bis sahnig (mindestens 10% Fett). Der beliebteste Kefir ist der fettarme Kefir (1,5% Fett) von flüssig-sämiger Konsistenz. Sahnekefir wird meist in löffelfester Form und mit Zusatz von Früchten angeboten. Kefir kann man auch leicht selbst produzieren. Dazu bedarf es lediglich eines Kefirpilzes und Kuhmilch.

Inhaltsstoffe

100 g fettarmer Kefir enthalten 3,4 g Eiweiß, 1,5 g Fett, 4,1 g Kohlenhydrate (Milchzucker), 46 kcal, 120 mg Calcium, 100 mg Phosphor, 12 mg Magnesium, 150 mg Kalium, außerdem Eisen, Zink, Jod und Fluor sowie weitere Spurenelemente.

Er hat Vitamin A, Carotin, D und E sowie alle wasserlöslichen Vitamine, insbesondere 40 mg Vitamin B_1, 170 mg Vitamin B_2, 50 mg Vitamin B_6 und 90 mg Niacin. Weitere Inhaltsstoffe sind 6 mg Cholesterin sowie 0,8 g Milchsäure und 0,5 g Alkohol.

Heilwirkungen

bekömmliches Lebensmittel

Kefir enthält wertvolles Milcheiweiß in sehr bekömmlicher Form. Durch die Säuerung ist es bereits »vorverdaut« (denaturiert). Es wird im Körper besonders gut resorbiert. Auch das Fett kann aufgrund des günstigen Fettsäuremusters gut aufgenommen werden. Der Milchzuckergehalt ist niedriger als bei Milch, außerdem sind aktive Milchsäurebakterien und Kefirhefen enthalten, die den Milchzucker spalten beziehungsweise umsetzen. Kefir ist deshalb bei Milchzuckerunverträglichkeit besser bekömmlich als Milch.

hält den Darm gesund

beugt Osteoporose vor

Für die heilende Wirkung auf die Darmschleimhaut sind ebenfalls die Bakterienkulturen verantwortlich. Kefir hält den Darm gesund und trägt damit zur Stärkung der Abwehrkräfte bei. Er ist wie die Milch ein hervorragender Calciumlieferant und spielt deshalb bei der Osteoporosevorbeugung, insbesondere bei vorliegender Milchzuckerunverträglichkeit, eine wichtige Rolle.

Anwendungen

■ **Kefirdrink bei Milchzuckerunverträglichkeit**
(für 1 Glas)
200 g fettarmer Kefir
75–100 g frisches Obst (zum Beispiel Banane, Erdbeeren, Himbeeren, Pfirsich, Aprikose)
1 TL Zitronensaft
1–2 TL Honig

Den Kefir in ein hohes Rührgefäß geben. Das Obst waschen, putzen, eventuell entsteinen, dann kleinschneiden. Zusammen mit dem Zitronensaft und dem Honig zum Kefir geben. Das Ganze mit einem

Pürierstab gut durchmixen und fein pürieren, anschließend in ein Glas geben. Kefirgetränke werden bei Milchzuckerunverträglichkeit wesentlich besser vertragen als Milch, liefern jedoch genau soviel Calcium.

■ Kefir-Apfelkur zur Sanierung der Darmschleimhaut
(für 1 Person und Tag)
2 Becher (à 500 g) fettarmer Kefir
1 l naturtrüber Apfelsaft

Über den Tag verteilt mehrere Mixgetränke aus Kefir und Apfelsaft (gemischt im Verhältnis 1:1) trinken. Ansonsten nur Wasser oder Mineralwasser zu sich nehmen und nichts essen. Am folgenden Tag gibt es zusätzlich zu den Kefirdrinks leichte Kost. Der dritte Tag ist wie der erste; die Kur wird 1 Woche durchgeführt, wobei am ersten, dritten, fünften und siebten Tag nur Kefir-Apfelgetränke sowie Mineralwasser verabreicht werden.

mehrmals täglich

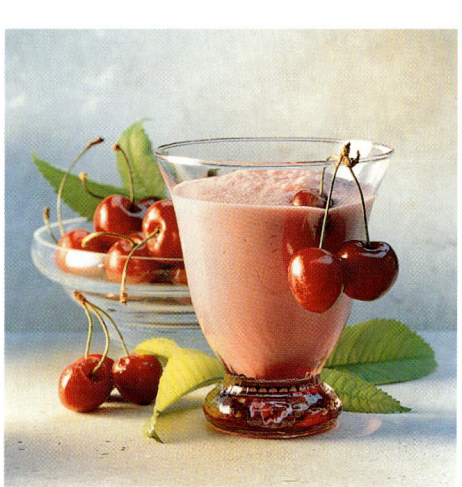

Obst und Kefir – eine gute Kombination

Die Kur gilt als bewährt, vor allem nach längeren Krankheiten, oder wenn Antibiotika über längere Zeit eingenommen wurden. Außerdem ist sie sehr empfehlenswert bei Abführmittelmißbrauch und daraus resultierenden Schäden an der Darmschleimhaut. Die im Kefir enthaltenen Mikroorganismen stellen die natürliche Darmflora wieder her und bauen ein Schutzschild gegen unerwünschte Keime auf. Das Pektin im Apfelsaft bindet Giftstoffe und regt die Darmbewegung an.

Der Knoblauch – ein Antiseptikum

Knoblauch ist eine Pflanze aus der Familie der Liliengewächse. Genutzt wird die Zwiebel, auch als Knolle bezeichnet, die sich aus mehreren Zehen zusammensetzt. Die Stammpflanze des Knoblauchs ist wahrscheinlich in Südwestasien und Indien beheimatet. Heute wird Knoblauch aber auch in Kalifornien, Südamerika, Afrika und Europa kultiviert. Schon die Völker der Antike, die Sumerer (5000 v. Chr.), die alten Babylonier, die Inder, Chinesen, Griechen und Römer kannten

Knoblauch als Genußmittel und Medizin

und nutzen den Knoblauch für kulinarische und medizinische Zwecke. Bei den Ägyptern war er ein Hauptnahrungsmittel während der Pyramidenbauten. Seine Wirkstoffe schützten die Arbeiter vor so mancher Krankheit und Seuche.

Bis heute ist Knoblauch eine bedeutende Gewürz- und Heilpflanze für den Menschen. Oft wird er als inneres Antiseptikum bezeichnet.

breites Wirkungsspektrum

Knoblauch hat ein sehr breites Wirkungsspektrum. Seine wichtigsten Wirkstoffe sind Allicin, ein schwefelhaltiges ätherisches Öl, das typisch für alle Zwiebelgewächse ist, und Ajoen. Die besondere Heilwirkung des Knoblauchs läßt sich durch die Vielfalt der Inhaltsstoffe und deren günstige Einflüsse auf Herz-Kreislauf-Erkrankungen und bakterielle Prozesse erklären.

Knoblauchpräparate aus dem Reformhaus

In vielen Reformhäusern bekommt man frischen Knoblauch aus biologischem Anbau, aber auch Knoblauch in Pulver- oder Granulatform. Als arzneiliche Darreichungsformen gibt es Frischpflanzenpreßsaft, Knoblauchdragees, Knoblauchkapseln, Tropfen und Tabletten. Sogenannte geruchsfreie Präparate lösen sich erst im Dünndarm auf, womit die Ausdünstung über die Haut und den Atem vermieden wird.

Inhaltsstoffe

100 g frischer Knoblauch liefern 6,1 g Eiweiß, 0,1 g Fett (mehrfach ungesättigte Fettsäuren), 28,4 g Kohlenhydrate und 139 kcal. Außerdem sind Calcium, Phosphor, Magnesium, Eisen, Spurenelemente wie Selen, Kupfer, Molybdän, Zink, Lithium und Germanium sowie die Vitamine B_1, B_2 und 14 mg Vitamin C enthalten.

Die gesundheitlich wirksamen Stoffe sind schwefelhaltige Verbindungen. Die wichtigste ist das geruchlose ätherische Lauchöl Alliin, aus der bei Verletzung der Zellwände durch Enzymeinwirkung die

Hauptwirkstoffe Allicin und Ajoen

Hauptwirkstoffe Allicin und Ajoen entstehen. Sie sind für den Knoblauchgeruch verantwortlich. Außerdem sind Flavonoide, Garlicin und Adenosin enthalten.

Heilwirkungen

wirkt keimtötend

Knoblauch wirkt keimtötend, hemmt das Pilzwachstum (innerlich und äußerlich) und die Verbreitung von Parasiten, lindert und heilt

Entzündungen, verhindert die Verklumpung von Blutplättchen, verlängert die Blutungs- und Gerinnungszeit, senkt überhöhten Blutfettspiegel und hohen Blutdruck und beugt damit Arterienverkalkung sowie Herzinfarkt vor.

beugt Arterienverkalkung vor

Anwendungen

■ **Knoblauch in der Arteriosklerose-Prophylaxe**
(für 1 Person und 1 Tag)
4–6 g frischer Knoblauch (1–2 Zehen) oder 1 TL Frischpflanzenpreßsaft

Täglich die angegebene Menge Knoblauch oder Knoblauchsaft einnehmen. Die Anwendung kann langfristig durchgeführt werden, denn Knoblauch hat keinerlei schädliche Nebenwirkungen. Den höchsten Wirkstoffgehalt (Allicin) besitzt der frischgepreßte Pflanzensaft. Man erhält ihn im Reformhaus, kann ihn aber auch selbst im Entsafter herstellen. Bei der Verwendung von Knoblauchpräparaten richten Sie sich bitte nach der Packungsanweisung.

frischgepreßter Pflanzensaft

Knoblauchpräparate

> **Tip!**
> Frischgepreßter Knoblauchsaft ist ein wahres Wundermittel gegen Paradontose (Zahnfleischschwund) und Zahnfleischbluten. Er wird mehrmals täglich über einen Zeitraum von 4 Wochen ins Zahnfleisch einmassiert. Dort wirkt er durchblutungsfördernd und keimtötend. Das Zahnfleisch kann sich regenerieren und wird wieder straff. Den Knoblauchgeruch bekämpft man, indem man nach jeder Anwendung 1 Stengel frische Petersilie, Majoran oder Thymian gründlich kaut.

■ **Knoblaucheinlauf gegen Spulwürmer**
(für 3 Anwendungen)
1 große Knolle frischer Knoblauch
1,5 l Wasser

Den Knoblauch schälen, in Zehen teilen, diese schälen und kleinschneiden. In das Wasser geben und das Ganze zugedeckt 10–15 Minuten leise köcheln lassen. Die Flüssigkeit durch ein Sieb in einen Meßbecher gießen und abkühlen lassen. Für einen Einlauf 500 ml lauwarme Abkochung in ein Klistier füllen und die Flüssigkeit in den

After einlaufen lassen. Es folgt innerhalb von 15 Minuten eine Stuhlentleerung. Den Vorgang bis zu 3mal täglich durchführen. Meist ist man die Würmer nach einem Behandlungstag los.

■ **Knoblauchwein bei Nierensteinen (nach Pfarrer Künzle)**
(für $^1/_2$ l)
$^1/_2$ l Weißwein
3–4 Knoblauchzehen

Den Wein erhitzen, den Knoblauch schälen, zerkleinern, dazugeben und das Ganze 4 Minuten schwach köcheln lassen. Durch ein Sieb gießen und in eine saubere Flasche füllen. Täglich auf nüchternen Magen 1 kleines Glas voll trinken. Das Mittel fördert den Steinabgang und hilft außerdem bei Bluthochdruck.

auf nüchternen Magen

Der Kohl – kalorienarm und eiweißreich

Die Familie der Kohlgemüse zählt zu den Blattgemüsen. Für die menschliche Nahrung werden meist die Blätter verwendet, die in einem mehr oder weniger festem Verband den Kohlkopf bilden. Bei einigen Sorten gelten die Blütenstände und Knollen als das eigentliche Gemüse.

Die Kohlfamilie umfaßt Weißkohl, Rotkohl, Grünkohl, Wirsingkohl, Spitzkohl, Chinakohl, Blumenkohl, Romanesco, Rosenkohl und Kohlrabi. Kohlgemüse ist das ganze Jahr über preiswert erhältlich. Es beinhaltet relativ viel Eiweiß und liefert viele Mineral- und Ballaststoffe. In der Küche läßt sich Kohl ausgesprochen vielseitig zubereiten.

preiswert erhältlich

> Das Gemüse empfiehlt sich besonders bei Diabetes, Magen-Darm-Erkrankungen und Darmträgheit. Von naturheilkundlicher Bedeutung ist sein Gehalt an Schwefelverbindungen und Chlorophyll. In der Hausapotheke werden vor allem Weißkohl, Wirsing, Grünkohl und Sauerkraut eingesetzt.

Inhaltsstoffe

Weißkohl (roh) enthält pro 100 g etwa: 1,3 g Eiweiß, 0,2 g Fett, 4,2 g Kohlenhydrate, 3 g Ballaststoffe, 25 kcal, 13 mg Natrium, 208 mg Kalium, 49 mg Calcium, 23 mg Magnesium, 0,5 mg Eisen, 47 mg Vitamin C sowie zahlreiche weitere Mikronährstoffe.

Besonders reich an Mineralstoffen und Vitaminen sind die intensiv grünen Kohlarten wie Wirsing, Grünkohl und Brokkoli. Sauerkraut verfügt zudem noch über die verdauungsfördernde Milchsäure.

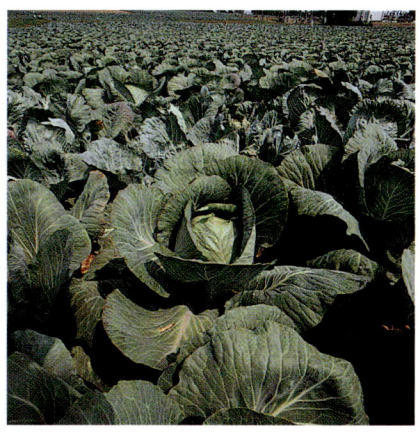

Heilwirkungen

Die naturheilkundlichen Eigenschaften des Kohls haben sich schon unsere Vorfahren zunutze gemacht. Sie beruhen auf dem Gehalt an zahlreichen Mineralstoffen, insbesondere an Schwefelverbindungen und an Magnesium (als Chlorophyll in den grünen Blättern). So wird Kohl nicht nur bei Fettsucht, Diabetes und Darmträgheit als wertvoller Nahrungsbestandteil eingesetzt, die gesundheitlich wirksamen Inhaltsstoffe helfen auch bei Magen- und Zwölffingerdarmgeschwüren, Schilddrüsenüberfunktion sowie Kopfweh, Migräne und Gelenkschmerzen.

Kohl ist besonders wirkungsvoll bei Magen-Darm-Problemen

Anwendungen

■ **Wirsingumschläge bei entzündlich-geschwollenen Schmerzherden und Kopfweh**

Hildegard von Bingen empfiehlt bei solchen Beschwerden die kräftigen grünen Außenblätter vom Wirsing. Sie werden kalt gewaschen, mit einem Nudelholz vorsichtig mit leichtem Druck überrollt, so daß sie weich werden. Die Blattrippen sollten lediglich brechen. Die weichen, saftigen Wirsingblätter legt man auf die schmerzenden Stellen (Gelenke oder Kopf) und fixiert sie mit einem Verband. Wenn die Blätter trocken sind, werden sie gegen frische und saftige ausgewechselt, bis der Schmerz verschwindet. Der Schwefel wirkt zusammen mit dem grünen Blattfarbstoff (Chlorophyll) schmerzlindernd.

■ **Kohlblätter bei Rotlauf (nach Maria Treben)**

Man wäscht einige große, kräftig grüne Kohlblätter und zerwalkt sie mit dem Nudelholz. Dann legt man sie auf die entzündeten Rotlaufstellen und fixiert sie mit Baumwolltüchern. Sie nehmen jede Entzündung.

■ Roher Kohlsaft gegen Magen-Darm-Geschwüre

Für die Gewinnung von 1 l Kohlsaft benötigt man gut 2 kg geputzten Weißkohl. Der Kohl wird in Stücke geschnitten und in einer Küchenmaschine so fein wie möglich zerkleinert. Dann gibt man die Kohlstreifen in eine Zentrifuge und entsaftet sie. Der Saft hat sich innerlich angewendet bewährt bei Magen- und Zwölffingerdarmgeschwüren.

täglich
4–5mal

Er wird 4–5mal täglich in einer Menge von 200–250 ml verabreicht (insgesamt 1 l pro Tag) und soll eine rasche Schmerzfreiheit sowie auch eine Abheilung der Geschwüre bringen.

Der Leinsamen – Balsam für den Darm

Lein (auch Flachs genannt) ist eine der ältesten Kulturpflanzen. Schon in der Steinzeit wurde diese, zu den Ölsaaten zählende Pflanze, angebaut. Die reifen Samenkörner (Leinsamen) finden vor allem in der Ernährung Verwendung. Man schätzt sie aber auch in der Naturheilkunde als innerlich und äußerlich angewendetes Heilmittel. Aus Leinsamen wird das Leinöl gewonnen, das aufgrund seines günstigen Fettsäuremusters einen hohen Gesundheitswert besitzt.

Leinsamen ist nicht nur reich an wertvollen Fettsäuren, es enthält auch sehr viele Ballaststoffe, die dem Darm als Füll- und Gleitstoffe dienen. Die Samenkörner quellen in Flüssigkeit auf und umgeben sich mit einer schleimigen Hülle, was auf den hohen Gehalt von Schleimstoffen zurückzuführen ist. Der Darminhalt wird dadurch gleitfähiger und voluminöser, die Darmbewegung wird angeregt und die Stuhlentleerung erleichtert. Leinsamen gilt deshalb als bewährte Verdauungshilfe – selbst in hartnäckigen Fällen.

bewährte Verdauungshilfe

Leinsamen stets frisch verwenden!

Aufgrund des hohen Gehalts an ungesättigten Fettsäuren ist Leinsamen leicht verderblich. Bei einer zu langen und unsachgemäßen Lagerung kann er ranzig werden und damit zum Wert- und Geschmacksverlust führen. Bewahren Sie Leinsamen stets trocken, kühl und dunkel auf. Schroten Sie die Körner nach Bedarf immer frisch. Geschroteter Leinsamen ist noch empfindlicher als die ganzen Samenkörner.

Inhaltsstoffe

Leinsamen (ungeschält) enthält pro 100 g etwa 24 g Eiweiß, 30 g Fett (davon 26 g mehrfach ungesättigte Fettsäuren), 6 g Kohlenhydrate, 38,6 g Ballaststoffe, 398 kcal, 198 mg Calcium, 662 mg Phosphor, 8,2 mg Eisen, 57 mg Vitamin E, 0,17 mg Vitamin B_1, 0,16 mg Vitamin B_2 und 1,4 mg Niacin.

Leinöl enthält pro 100 g etwa 99,5 g Fett (davon 68,1 g mehrfach ungesättigte Fettsäuren) und 896 kcal.

Heilwirkungen

Leinsamen wirkt in erster Linie verdauungsfördernd. Durch sein hohes Quellvermögen erhöht er das Stuhlvolumen, was einen Reiz auf die Darmperistaltik ausübt. Außerdem macht er den Darminhalt gleitfähig. Die im Leinsamen enthaltenen essentiellen Fettsäuren wirken sich günstig auf einen hohen Blutfettspiegel aus. Das Vitamin E trägt zur Immunabwehr bei. Aufgrund des Quellvermögens der Schleimstoffe speichert Leinsamen Wärme sehr gut, was man sich bei Breiauflagen und Kompressen zunutze macht.

bei hohem Blutfettspiegel

zur Immunstärkung

Anwendungen

■ Leinsamen bei leichtem Durchfall und Darmreizung

Man nimmt 1–2 Tage lang jeweils 1 Eßlöffel Leinsamen zusammen mit etwas Magerquark und Heidelbeersaft zu sich. Statt des Heidelbeersafts, der unbedingt ohne jegliche Zusätze hergestellt sein muß, kann man auch frische Waldheidelbeeren verwenden. Leinsamen bindet Wasser im Darm und quillt. Der Darminhalt wird geschmeidig und die gereizte Darmschleimhaut durch die Schleimstoffe geschützt.

1–2 Tage

■ Heiße Leinsamenpackung gegen Furunkel

Hierfür füllt man ein kleines Leinensäckchen zu einem Drittel mit Leinsamen und näht es zu. Den Beutel kocht man in reichlich Wasser kurz durch, dabei quillt der Leinsamen auf. Man läßt den Breibeutel etwas abtropfen und legt ihn so heiß wie man es gerade noch verträgt auf die entzündete Stelle.

Der Eiterherd unter der Haut dehnt sich durch die Wärme aus und bricht schließlich auf. Gleichzeitig werden die Durchblutung gefördert und entzündungshemmende Substanzen an den Eiterherd transportiert. Die Leinsamenpackung empfiehlt sich auch bei rheumatischen Beschwerden, die auf Wärme ansprechen.

■ Leinöl bei schuppiger Haut und Gürtelrose

Trockene Hautstellen, die zu Reizungen neigen und jucken, massiert man mit Leinöl ein. Auch hilft das Öl, Gürtelrose zu lindern. Es wird außerdem bei offenen Beinen sowie gegen Warzen und Hühneraugen eingesetzt: Das Öl erweicht die obersten Hautschichten. Die wertvollen Inhaltsstoffe wirken Entzündungen sowie Schmerzen entgegen und schützen die Haut.

■ Leinsamen-Darmkur gegen Verstopfung

(für 1 Tagesration)
5–6 EL frischgeschroteter Leinsamen
500 g Fruchtmus (zum Beispiel Apfel- oder Birnenmus), roh oder gekocht

täglich 3mal 3mal täglich, und zwar morgens, mittags und abends, jeweils 1–2 Eßlöffel geschroteten Leinsamen in etwa 150 g Fruchtmus rühren **Dauer:** und verzehren. Das Ganze über 1 Woche fortsetzen. Statt Fruchtmus **1 Woche** kann man zur Abwechslung Buttermilch oder Joghurt verwenden.

■ Leinsamentee für Magenkranke

(für 1 Tagesration Tee)
50 g Leinsamenkörner

Den Leinsamen am Vorabend in 1 l warmem Wasser einweichen, über Nacht quellen lassen und am nächsten Morgen durch ein Sieb abgießen. Die Flüssigkeit auffangen. Morgens 250 ml davon erwär- **auf nüchter-** men und auf nüchternen Magen trinken. Die darin gelösten Schleim- **nen Magen** stoffe schützen die angegriffene Magenschleimhaut. Den Tee über **über den Tag** den Tag verteilt trinken. Die verbleibenden Leinsamenkörner kann **verteilt** man in Müsli oder Joghurt mischen, sie eignen sich auch zur Anzucht von schmackhaften und vitaminreichen Sprossen.

Die Makrele – zur Stärkung des Herz-Kreislauf-Systems

Herz-Kreislauf-Erkrankungen kommen bei den Eskimos extrem selten vor, obwohl sie sich äußerst fettreich ernähren. Aufgrund dieser Tatsache kamen Wissenschaftler schließlich hinter das Geheimnis, welches das Eskimoherz schützt: die Omega-3-Fettsäuren, welche vor allem in fettreichen Kaltwasserfischen vorkommen. Eskimos leben vom Fisch, er steht bei ihnen täglich auf dem Speisezettel. Ein besonders schmackhafter und gesunder Fisch ist die Makrele. Sie bildet zusammen mit zahlreichen Thunfischarten die Familie der Makrelenartigen, gehört zu den Schwarmfischen und tritt vorwiegend im Nordatlantik auf.

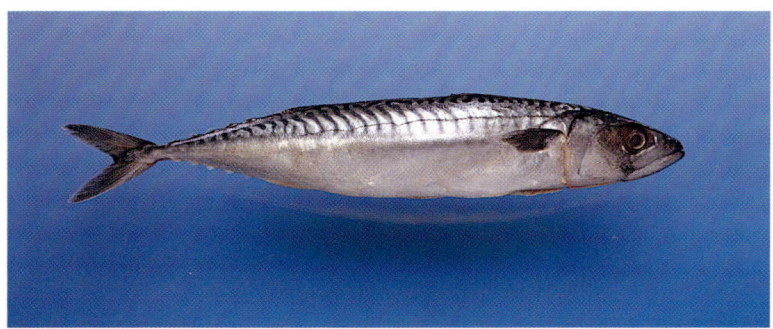

Besonders schmackhaft und gesund: die Makrele

Neben der Makrele sind auch andere Fettfische aus kalten Gewässern reich an dem gesunden Fischfett, so zum Beispiel Lachs, Thunfisch und Hering.

Dieses Fischfett zeichnet sich durch einen hohen Gehalt an Eicosapentaensäure aus, eine Omega-3-Fettsäure, die sich günstig auf erhöhte Blutfettwerte, hohe Blutviskosität und die damit verbundenen Herz-Kreislauf-Erkrankungen auswirkt. Sie wird vorbeugend gegen Arteriosklerose, Herzinfarkt und Schlaganfall eingesetzt. Ärzte und Ernährungsexperten empfehlen, bei Herz-Kreislauf-Krankheiten und Infarktgefahr speziell diese Fischarten regelmäßig auf den Tisch zu bringen. Außerdem kann man die Omega-3-Fettsäuren über Fischölkapseln ergänzend zur Ernährung zu sich nehmen.

bei hohen Blutfettwerten und hoher Blutviskosität

Inhaltsstoffe

100 g Makrele enthalten etwa 18,8 g Eiweiß, 11,6 g Fett (davon 2,6 g mehrfach ungesättigte Fettsäuren) und 180 kcal. Sie ist reich an Kalium, Phosphor, Magnesium, Eisen und Zink, außerdem sind die Vitamine A, E, B_1, B_2, B_6 und Niacin in nennenswerten Mengen enthalten.

100 g Makrele enthalten mit 70 mg relativ wenig Cholesterin. Der Gehalt ist vergleichbar mit dem von magerem Fleisch wie Rinderfilet.

Heilwirkungen

Die Omega-3-Fettsäuren des Fetts von Makrele, Lachs, Hering und anderen Kaltwasserfischen senken einen hohen Blutfettspiegel. Sie verbessern die Fließeigenschaft des Bluts, indem sie der Verklumpung der Blutplättchen entgegenwirken und somit das Blut flüssiger machen. Daher verhindern sie Ablagerungen an den Blutgefäßwänden und mindern die Infarkt- und Thrombosegefahr. Die Omega-3-Fettsäure Eicosapentaensäure hat im Stoffwechsel die höchste biologische Wirkung auf diese Prozesse. Fischeiweiß ist besonders gut bekömmlich und sehr hochwertig. Seefisch ist außerdem unser wichtigster Jodlieferant. Schon alleine um dem Jodmangelkropf vorzubeugen, sollte man 1–2mal pro Woche 1 Portion (150–200 g) Seefisch essen.

wichtigster Jodlieferant

■ **Die Makrelenkur für Herz und Gefäße**
(pro Woche und für 1 Person)
300–400 g fettreicher Kaltwasserfisch (küchenfertige Filets, zum Beispiel Makrele)
Zitronensaft
weißer Pfeffer, Salz
Mehl
Pflanzenöl

Die angegebene Fischmenge in 2 Portionen über die Woche verteilt essen. Bereiten Sie die erste Portion frisch zu. Den Rest frieren Sie ein. Frische Fischfilets kalt abspülen, mit Küchenkrepp abtupfen, mit Zitronensaft beträufeln, kurz durchziehen lassen, dann wieder abtupfen. Mit Pfeffer sowie Salz würzen und in Mehl wenden. Dann in Öl braten. Gefrorene Fischfilets nur antauen lassen, dann wie beschrieben säuern, salzen und braten.

Die im Fisch enthaltene Omega-3-Fettsäure verbessert die Fließeigenschaft des Bluts und wirkt einem hohen Blutfettspiegel entgegen. So schützt sie vor Herzinfarkt und Schlaganfall.

■ **Fischölkapseln verbessern den Blutfluß**
Wer Fisch nicht mag, aber die günstigen Wirkungen des Fischöls für seine Gesundheit nutzen möchte oder muß, kann auf Fischölkapseln aus der Apotheke zurückgreifen. Das Fischöl hemmt die Bildung der ungünstigen Blutfette LDL und VLDL (sehr große und große Fett-Eiweiß-Partikel im Blut) und vermindert die Blutplättchenverklumpung. Sowohl die Fettpartikel als auch die Blutgerinnsel lagern sich bevorzugt an den Gefäßwänden ab und verstopfen diese. Fischöl

wirkt dem entgegen, es macht die Gefäße durchlässiger und das Blut flüssiger. Das Herz wird dadurch spürbar entlastet, der Blutdruck normalisiert.

Die Molke – kein wertloses Abfallprodukt

Schon berühmte Ärzte der Antike wie Hippokrates und Galen verordneten Molke kurmäßig bei Übergewicht, Verdauungsproblemen und Hautkrankheiten. Bis in unsere Zeit hat die Molke für diese und weitere Krankheiten nichts an Bedeutung verloren. Unter Molke versteht man die Flüssigkeit, die bei der Quark- und Käseherstellung als Nebenprodukt entsteht. Sie ist keineswegs ein wertloses Abfallprodukt, sondern enthält all die wasserlöslichen Substanzen, die im Käse nicht oder nur in winzigen Mengen vorhanden sind.

bei Übergewicht, Verdauungsproblemen und Hautkrankheiten

Die Molke ist wässrig, leicht gelblich und fast klar. Sie enthält nur wenig Eiweiß und Fett, dafür aber den gesamten Milchzucker der Ausgangsmilch, der dem Käse fehlt, und Milchsäure. Molke ist außerdem reich an Mineralstoffen und wasserlöslichen Vitaminen. In der Ernährung hat der Molketrunk eine wichtige diätetische Bedeutung. Man wendet Molke aber auch äußerlich an.

> **Süßmolke, Sauermolke, Kurmolke?**
> Süßmolke, die oft auch als Trinkmolke bezeichnet wird, entsteht bei der Käseherstellung durch das Labenzym. Sauermolke erhält man bei der Herstellung von Sauermilchprodukten durch die Tätigkeit der Milchsäurebakterien. Unter Kurmolke oder gar Diät-Kurmolke versteht man eine Spezialmolke, die reich an rechtsdrehender Milchsäure ist und mit Eiweiß angereichert wurde. Diese Molke wird in zahlreichen Sanatorien kurmäßig verabreicht.

Inhaltsstoffe

100 g Süßmolke enthalten im Durchschnitt etwa 0,8 g Eiweiß, 0,2 g Fett, 4,7 g Kohlenhydrate (Milchzucker), 0,1 mg Milchsäure, 24 kcal, 2 mg Cholesterin, 45 mg Natrium, 129 mg Kalium, 68 mg Calcium, 43 mg Phosphor, 1 mg Magnesium, 0,1 mg Eisen und kleine Mengen B-Vitamine. Sauermolke ist ähnlich zusammengesetzt, sie enthält nur etwas weniger Milchzucker, dafür aber 0,5 g Milchsäure, die durch Milchsäurebakterien aus Milchzucker entsteht.

Heilwirkungen

Der Molketrunk wirkt durch den hohen Milchzucker- und Milchsäuregehalt heilend und regenerierend auf eine gestörte Darmflora. Dabei dient Milchzucker den Darmbakterien als Nährsubstrat. Milchzucker hat außerdem eine leicht abführende Wirkung und gilt deshalb als bewährtes mildes Abführmittel.

Molke regt die Nierentätigkeit an, gleicht Mineralstoffmängel aus und trägt zur Entschlackung und Entwässerung des Körpers bei. Sie ist deshalb auch fester Bestandteil von Reduktionsdiäten und Fastenkuren. Äußerlich angewendet hilft Molke, den Säureschutzmantel der Haut auf milde Art zu regenerieren.

Anwendungen

■ **Die klassische Molke-Trinkkur zum Entschlacken**
(für 3 Tage)
3–4,5 l Diät-Kurmolke
160 ml Brennesselsaft (aus dem Reformhaus)
80 ml Löwenzahnsaft (aus dem Reformhaus)
Kräutertee und Mineralwasser nach Belieben

Pro Tag trinkt man 1–1,5 l Kurmolke über den Tag verteilt. Am ersten und zweiten Tag zusätzlich noch jeweils 80 ml Brennesselsaft, am dritten Tag zusätzlich den Löwenzahnsaft.

! Um täglich auf mindestens 3 l Flüssigkeitszufuhr zu kommen, werden Kräutertees und Mineralwasser empfohlen.

Wenn man die Kur verlängern möchte, fährt man am vierten Tag mit 80 ml Löwenzahnsaft fort, dann gibt es wieder 2 Tage lang zusätzlich jeweils 80 ml Brennesselsaft, und dann folgen 2 Tage mit Löwenzahnsaft etc. Die Kur kann auf bis zu 4 Wochen ausgedehnt werden.

■ **Das Molkebad für empfindliche Haut**
(für 1 Vollbad)
2 l frische Süß- oder Sauermolke

Die Molke in das warme Badewasser gießen, mit den Händen gut mischen und dann darin baden.

! Das Wasser sollte eine Temperatur von maximal 37° C haben, die Badedauer 15 Minuten nicht überschreiten.

Molke schützt die Haut: Die darin enthaltene Milchsäure hilft, den natürlichen Säureschutzmantel der Haut zu erhalten oder ihn zu regenerieren. Molke ist ein milder und reizfreier Badezusatz. Sie wird sogar für Kinderbäder verwendet.

■ **Das Molke-Kleiebad bei Hautallergien**
(für 1 Vollbad)
2 l frische Süß- oder Sauermolke
1 Tasse Mandelkleie (aus der Drogerie)
1 Tasse Olivenöl

In das Badewasser (35–37° C) die Molke mischen, dann die Kleie mit den Händen darin verteilen und das Öl kräftig untermischen. In dem Wasser maximal 10 Minuten baden, dann lauwarm abduschen und abfrottieren. Dabei die Haut nicht rubbeln. Dieses Bad ist auch bewährt bei großflächigem Sonnenbrand. Die Haut wird in diesem Fall zunächst mit viel kaltem Wasser gekühlt. Zur Reinigung an den folgenden Tagen empfiehlt sich dieses Bad.

bei großflächigem Sonnenbrand

Der Rettich – ein seit der Antike wichtiges Kräftigungsmittel

Der aus Vorderasien stammende Rettich ist eine unserer ältesten Kulturpflanzen. Gesichert ist heute, daß man ihn schon im alten Ägypten kannte und schätzte: Um 2700 v. Chr. wurde er neben Zwiebeln und Knoblauch zum wichtigsten Stärkungsmittel und zu einer wahren Medizin bei den Pyramidenbauarbeitern. Auf Abbildungen in altägyptischen Grabkammern und Tempeln ist häufig die Rettichpflanze dargestellt. Der Rettich wurde später auch in China, Griechenland und im Römischen Reich kultiviert. Von dort kam er schließlich zu uns.

Die ersten Berichte von Rettich als Gemüse- und Heilpflanze in Deutschland stammen aus dem 12./13. Jahrhundert. Schon die naturheilkundige Hildegard von Bingen empfahl ihn, später Pfarrer Kneipp und der Kräuterpfarrer Künzle. Rettich gehört bis heute zu unseren gesundheitlich wertvollsten Gemüsen mit dem höchsten Basengehalt. Er ist reich an Senfölen, Mineralstoffen und Vitaminen – dabei aber kalorienarm.

Gemüse mit dem höchsten Basengehalt

Am besten ist Schwarzer Rettich!
Rettich gibt es in vielen Ausprägungen. Ob weiß und länglich
spitz, oder weiß und gedrungen, ob rot oder schwarz. Jede Sorte
schmeckt gut und ist gesund, doch für die Naturheilkunde gilt der
Schwarze Rettich (Herbst- und Wintersorten) mit seiner zwiebel-
förmigen Knolle als der wertvollste. Natürlich kann man sich auch
mit dem Weißen oder Roten Rettich behelfen, wenn man den
Schwarzen nicht bekommt. Rettichsaft gibt es auch im Reformhaus.

Inhaltsstoffe

Rettich enthält das Allyl- und Butylsenföl. Beide sind für die Würze
und Schärfe sowie auch für die heilende und diätetische Wirkung des
Rettichs verantwortlich.

100 g Rettich liefern etwa 1 g Eiweiß, 0,2 g Fett, 1,9 g Kohlenhdyra-
te, 13 kcal, 2,5 g Ballaststoffe, 18 mg Natrium, 322 mg Kalium, 32 mg
Calcium, außerdem weitere Mineralstoffe in kleinen Mengen sowie
Vitamine – insbesondere 29 mg Vitamin C.

Heilwirkungen

Anregung der Magen- und Gallensaft-produktion

Die im Rettich enthaltenen Senföle regen die Sekretion der Verdauungssäfte an, vor allem die Magen- und die Gallensaftproduktion. So
wirkt er appetitanregend und verdauungsfördernd. Nachgewiesen ist
auch seine schleimlösende Wirkung auf die Atemwege.

schleim-lösende Wirkung

Er wird daher bei Husten, Verschleimung und Heiserkeit eingesetzt. Auch bei Gicht und anderen Rheumakrankheiten lindert Rettich die Beschwerden. Aufgrund der Senföle ist Rettichsaft oder -brei
keimtötend. Nicht zuletzt gehört Rettich in jede Entschlackungskur.

bei Rheuma-krankheiten

Er entwässert, regt die Nierentätigkeit an und reinigt den Darm.

Anwendungen

■ **Honigrettich gegen hartnäckigen Husten und Keuchhusten**
Man verwendet hierzu bevorzugt Schwarzen Rettich. Er wird sorgfältig gewaschen und abgebürstet, geputzt, dann der Länge nach halbiert
und das Innere mit einem Kartoffelausstecher leicht ausgehöhlt. Das
so vorbereitete Gemüse fein zerkleinern und mit Waldhonig mischen.

Die Masse füllt man wieder in die Aushöhlung einer Rettichhälfte und legt die zweite Hälfte darauf. Mit Gummiringen wird das Ganze fixiert. Dann sollte man den Honigrettich mit einem feuchten Tuch umwickeln, damit er nicht austrocknet.

Den Honigrettich 2 Tage lang bei kühler und dunkler Lagerung durchziehen lassen. Währenddessen tritt Saft aus und vermischt sich mit dem Honig. Das süße Rettichmus verabreicht man teelöffelweise bis zu 6mal täglich, je nach Schweregrad des Hustens.

täglich bis zu 6mal

■ **Rettichkur bei Gallensteinen und -leiden**
Frischgepreßter Rettichsaft regt die Leberzellen zur vermehrten Gallenproduktion an, beseitigt Gallenstauungen, reinigt die Gallenwege und wirkt sich positiv auf entzündliche Erkrankungen letzterer aus. Über mehrere Monate täglich eingenommen kann Rettichsaft die völlige Ausheilung eines Gallenleidens bewirken. Vorbeugend gegen wiederkehrende Gallensalzablagerungen empfiehlt sich 2–3mal im Jahr eine 3wöchige Rettichsaftkur. Dabei trinken Sie jeden Morgen nüchtern 1 Glas frischen Schwarzrettichsaft, der mit etwas Zitronensaft gemischt wird.

Dauer: mehrere Monate

Die Rote Bete – blutbildend und entschlackend

Die Rote Bete (Rote Beete, auch Rote Rübe genannt) gehört zusammen mit dem Mangold, der Futter- und Zuckerrübe zu der Familie der Beta-Rüben. Ihre Urheimat sind die Küstengebiete der östlichen Mittelmeerländer sowie die zentral- und nordasiatischen Steppen und Wüstengebiete. Heute wird die Rote Bete in allen Ländern mit gemäßigtem Klima angebaut. Schon die alten Griechen und Römer schätzten diese formenreiche, gesunde Rübenart.

Rote Bete gibt es in vielen Sorten: als kleine runde Knollen oder als kindskopfgroße Knollen, von weiß über gelb bis tiefrot-violett. Rote Bete sind eine ausgesprochen gesunde und schmackhafte Gemüseart, die man sowohl roh als auch gekocht verzehrt. Besonders köstlich schmecken sie süß-sauer eingelegt.

roh und gekocht

Rote Bete weisen eine unvergleichliche Vielfalt an gesunden Inhaltsstoffen auf, insbesondere an Mineralien und Vitaminen. Sie zählen zu den Gemüsearten mit dem höchsten Basenüberschuß – ein wichtiger Vorteil bei unserer säureüberschüssigen Zivilisationskost. Ihre heilkräftige Wirkung ist bewährt bei Appetitlosigkeit, Abwehrschwäche, Verdauungsproblemen, Infektionsschutz und für die Blutbildung.

Die intensiv rote Farbe rührt von dem stickstoffhaltigen Glykosid Betanin und den farbgebenden Anthocyanen her. Diese Stoffe sind hitzestabil und werden auch im Körper nicht abgebaut, sondern mit Stuhl und Harn ausgeschieden.

! Nach dem Verzehr von Roter Bete ist also ein rötlich gefärbter Stuhlgang und Urin völlig normal und kein Grund zur Besorgnis.

Inhaltsstoffe

100 g Rote Bete enthalten etwa 1,5 g Eiweiß, 0,1 g Fett, 8,4 g Kohlenhydrate, 2,5 g Ballaststoffe und 41 kcal.

Rote Bete liefern außerdem Natrium, Kalium (!), Calcium, Phosphor, Magnesium und Eisen. Es sind Vitamin A, E, B_1, B_2, B_6, Niacin und Vitamin C enthalten, außerdem einige sekundäre Pflanzenstoffe.

Heilwirkungen

wertvolles Diätgemüse

Rote Bete gilt als wertvolles Diätgemüse bei vielen Stoffwechselkrankheiten, insbesondere bei Diabetes und Krankheiten des Verdauungssystems. Der Kohlenhydratgehalt (überwiegend Stärke) wirkt sich günstig auf den Diabetesstoffwechsel aus. Und die Mineralstoffe machen die Rote Bete zu einem basenreichen Gemüse, das Säureüberschüsse in der Ernährung gut ausgleicht. Zudem helfen die Ballaststoffe bei der Verdauung, und die sekundären Pflanzenstoffe regen die Produktion von Verdauungssäften an: Sie stärken das Immunsystem.

Stärkung des Immunsystems

Rote Bete entschlackt den Körper und schützt ihn vor Infektionskrankheiten. Sie hilft ähnlich wie Karotten auch gegen Darmparasiten. Maria Treben empfiehlt sie insbesondere gegen Spulwürmer. Auch ist die Rote Bete ideal für eine Abspeckkur, da sie trotz ihres geringen Energiegehalts die meisten Aufbaustoffe, Wirkstoffe und Vitamine enthält.

gegen Spulwürmer

Anwendungen

■ **Rote-Bete-Saft für die Galleproduktion, bei übersäuertem Magen, Sodbrennen und zur Entschlackung**
(für ca 100 ml)
etwa 200 g frische Rote Bete (geputzt)
1 Msp geriebener Meerrettich nach Geschmack (frisch oder aus dem Glas)

Die Rote Bete gründlich waschen, abbürsten und schälen. Das Fruchtfleisch in einer Küchenmaschine oder auf einer Rohkostreibe raspeln, in einem Entsafter auspressen oder in ein sauberes Baumwolltuch geben und über einer Schüssel gut ausdrücken (Saftausbeute geringer, Vorsicht vor Flecken!). Den Saft pur trinken oder nach Geschmack zusammen mit etwas Meerrettich verrühren.

■ **Rote-Bete-Salat bei Verstopfung und als Diätgemüse**
(für 1 Person)
300 g Rote-Bete-Knollen
1/2 kleine Zwiebel
einige ganze Aniskörner
einige ganze Kümmelkörner
weißer Pfeffer, Salz
2 EL Apfelessig
1 EL Sonnenblumenöl
Zucker zum Abschmecken

Die Rote Bete gründlich waschen und abbürsten, dann knapp mit Wasser bedeckt im geschlossenen Topf weichkochen. Auf ein Sieb schütten, kalt abschrecken und die Haut abziehen. Das Gemüse in feine Stifte oder Scheiben schneiden und in eine Schüssel geben. Die Zwiebelhälfte schälen sowie fein würfeln, zusammen mit den Gewürzen und dem Salz in ein Schälchen geben, grob zerstoßen, mit dem Apfelessig sowie dem Öl verrühren.

Das Dressing mit Zucker abschmecken und unter die Roten Bete mischen. Das Ganze etwas durchziehen lassen, zwischendurch wenden. Der Salat ist eine gute, kalorienarme Abendmahlzeit zur Darmanregung und während einer Abspeckkur.

■ **Rote Bete gegen Würmer**
Gegen Darmparasiten und Würmer hat sich Rohkost aus Rote Bete bewährt. Man raspelt die geputzen geschälten Knollen und ißt über den Tag verteilt etwa 200 g als Rohkostsalat.

über den Tag verteilt

Der Rotwein – durchblutungsfördernd

Gesundheitsfördernde Wirkungen von Wein sind schon im Alten Testament nachzulesen. Bei einem schwachen Magen wird empfohlen, Wasser mit Wein vermischt zu trinken. Unsere Urgroßmütter schworen bei jeder Art von Schwächezuständen auf einen Stärkungstrank aus Eigelb, Traubenzucker oder Honig und Rotwein.

Gesicherte wissenschaftliche Beweise für die Heilwirkung von Wein, insbesondere von Rotwein, liegen erst seit jüngster Zeit vor. Wissenschaftler gingen der Tatsache auf den Grund, daß die Herzinfarktrate bei den Franzosen ausgesprochen niedrig ist, obwohl diese oft Wein trinken, gerne schlemmen und auch sehr starke Zigaretten rauchen.

> **Am besten Burgunder und Bordeaux!**
> Den höchsten Gehalt an Flavonoiden und Antioxidantien haben Burgunder- und Bordeauxweine, die aus kleinen Betrieben kommen und traditionell ohne das aufwendige Filtern hergestellt sind. Auch Rotweine aus der Schweiz weisen Spitzengehalte dieser Substanzen auf. Der Gehalt an Flavonoiden ist abhängig vom Flavonoidgehalt der Traubenschalen beziehungsweise der vergorenen Traubensorte. Pinot-noir-Trauben sind am gehaltvollsten.

schützt vor Herzinfarkt und Schlaganfall

Die Ergebnisse belegen den günstigen Einfluß von Rotwein auf die Herzgefäße und auf die Fließeigenschaft des Bluts. Aufgrund seines Gehalts an Flavonoiden, die in den roten Traubenschalen enthalten sind, schützt Rotwein vor Herzinfarkt und Schlaganfall. Die Flavonoide wirken auch als Antioxidantien und damit als Schutz vor Krebs.

Von entscheidender Bedeutung für diese Schutzeigenschaften ist die Dosis: Nur mäßiger Weingenuß ist der Gesundheit förderlich. Ein Zuviel kehrt die positiven Wirkungen um und begünstigt Bluthochdruck sowie Krebs und führt zu schweren Leberschäden. Außerdem sollte man das Rauchen aufgeben, um das Infarktrisiko zu verringern.

Inhaltsstoffe

Rotwein (leicht und trocken) enthält in 100 g folgende Nähr- und Wirkstoffe: 0,2 g Eiweiß, 2,2 g Extrakt, 7,9 g Alkohol, 65 kcal, 0,3 g

Mineralstoffe (Natrium, Kalium, Magnesium, Calcium, Mangan, Eisen, Kupfer, Phosphor, Fluor), Spuren von B-Vitaminen, 2 mg Vitamin C sowie organische Säuren.

Die wichtigsten Flavonoide sind Resveratrol, Quercin, Rutin, Katechin, Epikatechin. Des weiteren ist Gallussäure, Cyanidin und Myristicinsäure enthalten. Rotwein weist auch geringe Mengen Gerbstoffe, beispielsweise Tannin, auf.

Heilwirkungen

Von den Nährstoffen ist mengenmäßig nur der Alkohol von Interesse. Er regt das Magen-Darm-System und die Durchblutung an. Außerdem verringert er die Gerinnung des Bluts und verbessert damit seine Fließeigenschaft. Die Flavonoide des Rotweins fungieren als Antioxidantien. Sie wirken Fettablagerungen in den Arterien entgegen, verbessern ebenfalls die Fließeigenschaft des Bluts und fungieren gleichzeitig als Radikalenfänger. Auch das Vitamin C ist antioxidativ. Bei manchen Menschen wirkt Rotwein leicht stopfend, was auf den Gehalt an Gerbstoffen zurückzuführen ist.

regt Magen-Darm-System und Durchblutung an

Anwendungen

■ **Rotweindrink bei Schwächezuständen**
(für 2 Gläser beziehungsweise für 2 Personen)
1 frisches Eigelb
1 gehäufter TL Traubenzucker
200 ml trockener Rotwein

Das Eigelb in ein schmales, hohes Rührgefäß geben und mit einem elektrischen Handrührgerät gut verquirlen. Den Traubenzucker dazugeben und so lange rühren, bis die Masse hell und cremig ist. Dann den Rotwein in dünnem Strahl dazugießen und untermixen. Das Getränk wird schön schaumig. Es in 2 Gläser geben und in kleinen Schlucken trinken. Da es eine belebende Wirkung hat, sollte man es am späten Vor- oder Nachmittag zu sich nehmen.

Vor- oder Nachmittag

❗ Den Drink aufgrund des Cholesteringehalts nicht täglich trinken, besser 1–2mal pro Woche.

■ **Rotwein bei Arteriosklerose und Infarktgefahr**
(für 1 Person und 1 Tag)
1–2 Gläser (bis zu 250 ml) trockener Rotwein (zum Beispiel ein Pinot noir)

Mittag- bzw. Abendessen

Den Wein zum Mittag- und/oder Abendessen trinken. Zum Durstlöschen reichen Sie dazu ein Mineralwasser, das natriumarm sein sollte. Die im Rotwein enthaltenen Flavonoide wirken als Antioxidantien: Sie verringern das schädliche LDL-Cholesterin, erhöhen das günstige HDL-Cholesterin und verbessern die Fließeigenschaft des Bluts.

■ **Rotwein zur Darmregulierung bei Durchfall**
(für 1 Person und 1 Tag)
250 ml trockener Rotwein
1 Stück Weißbrot oder 1 Brötchen (ca. 50 g)
etwas Käse nach Belieben (Schnittkäse, Hartkäse, Weichkäse)

vor dem Mittag- und Abendessen

Den Rotwein je zur Hälfte vor dem Mittag- und Abendessen trinken. Dazu die Hälfte des Brots oder Brötchens essen. Bei Appetitlosigkeit können Sie die doppelte Menge Brot oder Brötchen verzehren. Ein paar Käsewürfel dazu servieren. Diese kleine Mahlzeit stärkt, regt den Appetit an, gleicht die durch den Durchfall bedingten Mineralstoffverluste aus und wirkt leicht stopfend.

Das Sauerkraut – ein »Darmputzer«

Bei Sauerkraut handelt es sich um ein Gärungsgemüse, das nach einer uralten Konservierungsmethode hergestellt wird. Dabei macht man sich die natürlicherweise in der Luft vorkommenden Milchsäurebakterien zunutze. Feingehobelten Weißkohl gibt man in einen Gärtopf aus Steingut, setzt Salz zu (1,5–2,5%) und überläßt das Ganze sich selbst. Die Milchsäurebakterien siedeln sich darauf an und setzen die im Weißkohl enthaltenen Zuckerarten in rechtsdrehende Milchsäure um; diese wird im Körper besonders gut verwertet und

unterstützt Verdauungsarbeit

unterstützt die Verdauungsarbeit. Der Zellverband des im Grunde schwer verdaulichen rohen Kohls wird durch die Enzymtätigkeit der Milchsäurebakterien gelockert und der Kohl dadurch wesentlich besser verdaulich.

Sauerkraut ist nicht nur ein sehr wohlschmeckendes Gemüse, es eignet sich sogar für diätetische Zwecke und zur äußerlichen Anwendung. Man stellt es heute überwiegend industriell her, wobei die Herstellung im Prinzip immer noch dieselbe ist wie bei unseren Urgroßmüttern.

> **!** Die Hygieneanforderungen müssen allerdings besonders streng sein, um eine Entwicklung von unerwünschten Fremdkeimen zu vermeiden.

Seine gesundheitsfördernde Wirkung verdankt Sauerkraut der Darmanregung durch den hohen Gehalt an Ballaststoffen sowie dem günstigen Einfluß der Milchsäurebakterien und der rechtsdrehenden Milchsäure auf die Darmflora, der Entschlackungswirkung und nicht zuletzt seinem hohen Vitamin-C-Gehalt. Sauerkraut ist außerdem kalorienarm und ideal zum Abspecken.

Inhaltsstoffe

100 g Sauerkraut enthalten im Durchschnitt etwa 1,5 g Eiweiß, 0,3 g Fett, 0,8 g Kohlenhydrate, 17 kcal, 2,2 g Ballaststoffe, 355 mg Natrium, 288 mg Kalium, 48 mg Calcium, 43 mg Phosphor, 14 mg Magnesium und 0,6 mg Eisen.

Weitere Inhaltsstoffe pro 100 g sind 20 mg Vitamin C, daneben kleine Mengen anderer Vitamine sowie rechtsdrehende Milchsäure.

Heilwirkungen

Die gesundheitsfördende Wirkung von Sauerkraut beruht auf seinem Gehalt an rechtsdrehender Milchsäure, die im Körper besonders gut verstoffwechselt wird und wichtig für das gesunde Darmmilieu ist. Sauerkraut ist reich an Ballaststoffen, füllt den Darm und regt dadurch die Darmbewegung an.

Es hat einen hohen Vitamin-C-Gehalt und unterstützt damit die körpereigene Immunabwehr. Äußerlich angewendet wirkt es kühlend, keimtötend und durch seinen Milchsäuregehalt bei einem geschädigten Säureschutzmantel der Haut ausgleichend.

stärkt das Immunsystem

Anwendungen

■ **»Darmputzer« nach Pfarrer Kneipp**
(für 1 Person und 1 Tag)
300–450 g rohes Sauerkraut

täglich 3mal vor jeder Mahlzeit

3mal täglich vor jeder Mahlzeit ein paar volle Gabeln (jeweils 100–150 g) rohes Sauerkraut essen. Zu den Mahlzeiten und zwischendurch reichlich stilles Mineralwasser, Apfelschorle oder Kräutertee trinken. Es wirkt darmanregend sowie abführend, und hilft auch gegen Kopfschmerzen, deren Ursache eine Darmverstopfung sein kann. Den Stuhldrang nicht veschieben, sondern sich für den Gang zur Toilette Zeit nehmen. Den Kneippschen Darmputzer kann man getrost 2–3 Tage durchführen, meist genügt jedoch ein Tag.

Dauer: bis zu 3 Tagen

■ Sauerkrautauflage bei Sonnenbrand
(für 1 Anwendung)
100–300 g rohes Sauerkraut (möglichst gekühlt, Menge richtet sich nach der verbrannten Hautfläche)

Das Sauerkraut auf ein Sieb geben und etwas abtropfen lassen. Mit einer Gabel auflockern und gleichmäßig auf die verbrannte Hautstelle verteilen. Die Auflage ist kühlend, spendet der strapazierten und ausgetrockneten Haut Feuchtigkeit und hilft aufgrund des Milchsäuregehalts den geschädigten Säureschutzmantel der Haut wieder aufzubauen. Außerdem wirkt die Säure schädlichen Keimen entgegen, die in die verbrannten Hautschichten eindringen können.

Die Sauerkrautauflage so lange auf der Haut lassen, bis sie nicht mehr als kühlend empfunden wird. Die Auflage dann abnehmen und mit frischem Sauerkraut wiederholen.

■ Sauerkrautsaft zur Entschlackung
(für 1 Person und 1 Tag)
300 ml Sauerkrautsaft
150 ml Apfelsaft nach Belieben

täglich 3mal

3mal täglich 100 ml Sauerkrautsaft trinken. Den Saft kann man pro Portion mit 50 ml Apfelsaft mischen. Die Kur sollte mindestens 3 Tage lang durchgeführt werden, wobei während dieser Zeit eine vorwiegend pflanzliche Kost (fettarme Milchprodukte sind erlaubt) mit maximal 1000 kcal pro Tag durchgeführt werden sollte.

Kurdauer: mindestens 3 Tage

■ Sauerkrautsaft bei Vitamin-C-Mangel und zur Entschlackung
Sauerkrautsaft ist sehr mineralstoffreich, enthält viel Vitamin C und kaum Kalorien. Er enthält aufgrund der biologischen Gärung Milchsäure und Milchsäurebakterien, die das Darmmilieu gesund halten. Deshalb ist Sauerkrautsaft ideal für die Frühjahrskur, zum Abnehmen, Entschlacken, zur Reinigung des Darms sowie bei Mangel an Vitamin C und Mineralstoffen.

Der Spargel – die »Nierenpolizei«

Das Ursprungsgebiet des Spargels wird in den Salzsteppen und sandigen Dünen Osteuropas, Vorder- und Mittelasiens vermutet. Heute ist er als Kulturpflanze in fast allen Ländern des gemäßigten und warmen Klimas verbreitet. Es gibt sehr viele Spargelsorten, die man nach ihrer Farbe in Bleichspargel (weiß) und Grünspargel (grün) einteilt. Außerdem gibt es violetten Spargel, der durch gezielte Anbaumaßnahmen aus Grünspargel entsteht. Die Spargelsaison ist kurz, denn Spargel wird nur bis zum 24. Juni geerntet. Außer dem vorzüglichen Geschmack dieses Edelgemüses schätzt man seit Jahrhunderten seine Heilwirkungen.

kurze Spargelsaison

> Spargel ist ausgesprochen kalorienarm, aber reich an Mineralstoffen und Vitaminen. Er hat eine entschlackende, harntreibende Wirkung und wird deshalb in der Volksheilkunde als »Nierenpolizei« hochgelobt.

Bleichspargel hat in Deutschland die größte Marktbedeutung, obgleich Grünspargel ihm an Geschmack und Gesundheitswert in nichts nachsteht – er schmeckt sogar etwas würziger und intensiver. In den letzten Jahren gewinnt auch der chlorophyllhaltige Grüne Spargel an Bedeutung, vor allem weil nur das untere Drittel der Stangen geschält wird, man weniger Abfall hat und das Gemüse schneller gar ist. Er enthält mehr Vitamine als Weißer Spargel.

Inhaltsstoffe

Spargel enthält in 100 g Frischware 1,9 g Eiweiß, 0,1 g Fett, 2,2 g Kohlenhydrate, 1,5 g Ballaststoffe, 17 kcal, 4 mg Natrium, 203 mg Kalium, außerdem Calcium, Phosphor, Eisen, Provitamin A (Carotin) sowie die Vitamine B_1, B_2, B_6 und C (20 mg).

Grüner Spargel verfügt darüber hinaus noch über Magnesium und ist vitaminreicher. Schwefelhaltige ätherische Öle, Methylmercaptan, Coniferin und Vanillin beeinflussen die Nierentätigkeit und geben dem Spargel seinen Geschmack und Geruch. Sie sind auch verantwortlich für den typischen Geruch des Harns nach einer Spargelmahlzeit.

Heilwirkungen

diätetisch
wertvoll

Spargel ist diätetisch sehr wertvoll. Zur Gewichtsreduktion und in der Krankenkost wird er als leicht verdauliches, gut bekömmliches und kalorienarmes Gemüse eingesetzt. Spargel hilft insbesondere bei hohem Blutdruck, hohen Blutfettwerten und Diabetes. Er regt den Stoffwechsel an, reinigt das Blut, entschlackt und entwässert den Körper, unterstützt die Leber-, Nieren- und Lungenfunktion und sorgt nicht zuletzt für eine reine Haut.

Anwendungen

■ Spargelpflaster gegen Nierenschmerzen

Bei Schmerzen in der Nierengegend empfiehlt Pfarrer Künzle das Spargelpflaster: Spargel wird in Weißwein gargekocht, abgegossen und püriert. Dann streicht man den warmen Brei auf ein großes Pflaster und legt es auf die Nierengegend. Es soll den Schmerz nehmen und heilen.

■ Spargelsaft bei Nieren- und Gallensteinen

täglich 3mal

Roher Spargel wird fein zerkleinert und entsaftet. Der Saft wird ohne jegliche Zusätze getrunken. Empfohlen werden 3mal täglich 100–150 ml Spargelsaft. Man kann auch feingehackte Petersilie untermischen – sie unterstützt die Anregung der Nieren.

■ Spargelauflage bei Verrenkungen
(nach Pfarrer Künzle)

über Nacht

Spargel (hierfür genügt Bruchspargel!) waschen und putzen, in Essig garkochen und abtropfen lassen. Die Spargelstücke warm auf die Verrenkung legen und mit Mull oder einem Baumwolltuch abdecken. Mit einem Verband fixieren und das Ganze über Nacht auf der Stelle belassen.

■ Spargelsüppchen bei Nierensteinen

(für ca. 1–2 l)
600 g Spargel (Bruchspargel)
1 TL Butter
1 TL Zucker
wenig Salz
50 ml Sahne
1 l Spargelsud
Instant-Gemüsebrühe

1 Prise geriebene Muskatnuß
2 EL feingehackte Petersilie

Den Spargel waschen, putzen, schälen, in Stücke schneiden und zusammen mit Butter, Zucker, Salz in kochendes Wasser geben. Etwa 15 Minuten zugedeckt garen, dann den Spargel abgießen, den Sud auffangen und die Spargelschalen darin 10 Minuten auskochen. Die Schalen abgießen, den Sud beiseite stellen. Spargelstücke in einen Topf geben, mit einem Passierstab grob pürieren, die Sahne unterrühren und das Ganze erhitzen. Den Spargelsud dazugießen und die Suppe aufkochen. Mit Gemüsebrühe und Muskat abschmecken und mit Petersilie bestreut servieren.

Bei Nierensteinen die Suppe über den ganzen Tag verteilt essen oder trinken. Sie regt die Nieren zur stärkeren Tätigkeit an und begünstigt die Ausschwemmung von kleinen Steinen und Grieß. Übriggebliebenes Spargelwasser kann man trinken.

über den Tag verteilt

Die Stutenmilch – »Allahs gesegnetes Heilmittel«

Schon vor 3000–4000 Jahren galt die Milch von Pferden bei den Chinesen als wahre Wundermedzin. Orientalische Scheichs tranken sie als ein von »Allah gesegnetes Heilmittel« zur Verbesserung sowie Wiederherstellung ihrer körperlichen und geistigen Leistungsfähigkeit. Auch die Römer, Griechen und Ägypter schätzen Stutenmilch als Gesundheits- und Schönheitselixier sowie als Getränk für ein langes Leben. Alexander der Große verordnete seinen Reitern Stutenmilch, denn er wollte sie damit unbesiegbar machen. Und die schöne Kleopatra badete in der Milch von Pferden und Eseln, weil sie die Haut schön und geschmeidig macht.

Bei den Naturvölkern Ostasiens ist Stutenmilch bis heute ein fester Bestandteil der Säuglings- und Kleinkinderernährung, wenn Muttermilch nicht oder in zu geringen Mengen verfügbar ist. Das Lieblingsgetränk der Tataren war Kumyß, milchsauer vergorene Stutenmilch, die spritzig und erfrischend schmeckt und besser haltbar ist als frischgemolkene Stutenmilch. Stutenmilch ist in ihrer Zusammensetzung der Muttermilch am ähnlichsten.

Stutenmilch entspricht der Muttermilch

Die Eiweißzusammensetzung entspricht nahezu der Muttermilch, auch sind hochmolekulare Glykoproteine (Kohlenhydrat-Protein-Verbindungen) enthalten, die in Muttermilch vorkommen, nicht aber in der Milch von Wiederkäuern (Kuh, Ziege, Schaf). Stutenmilch wird heute kurmäßig bei Hautkrankheiten, Magen-Darm-Erkrankungen, geschädigter Darmflora, Abwehrschwäche und vielem anderen eingesetzt.

Stutenmilch aus dem Reformhaus
Frischgemolkene Stutenmilch verdirbt sehr schnell. Deshalb wird sie für den Verkauf sofort bei −25° C gefrostet. So bleiben die wertvollen Inhaltsstoffe erhalten. Die Milch, die in Beutel abgepackt ist, erhält man im Reformhaus. Sie ist 6 Monate haltbar. Es gibt auch gefriergetrocknetes Stutenmilchgranulat. Das Granulat ist praktisch in der Verwendung, gut lagerfähig, bis zu 2 Jahre haltbar, garantiert keimfrei und hochkonzentriert. Außerdem gibt es Stutenmilch-Kapseln.

Inhaltsstoffe

Stutenmilch enthält pro 100 g etwa 2,2 g Eiweiß, 1,5 g Fett, 6,2 g Kohlenhydrate, 47 kcal, 64 mg Natrium, 9 mg Kalium, 110 mg Calcium, 54 mg Phosphor, 9 mg Magnesium, 0,1 mg Eisen, außerdem weitere Mineralstoffe, eine Reihe von Vitaminen, insbesondere 15 mg Vitamin C.

Heilwirkungen

für die Immunabwehr

fördert eine gesunde Darmflora

verjüngt die Haut

Stutenmilch ist reich an Nähr- und Vitalstoffen, wie sie auch in der Muttermilch vorkommen. Darüber hinaus liefert sie mehr Eisen und Vitamin C. Sie enthält damit wichtige Substanzen für die Immunabwehr. Durch ihren natürlichen Gehalt an Bifidusbakterien fördert sie die gesunde Darmflora, normalisiert die Verdauungsvorgänge und wirkt sich innerlich angewendet positiv auf das Hautbild aus.

Von außen vermag sie Hautzellen neu aufzubauen, die Haut zu verjüngen und den Feuchtigkeits- und Fettgehalt zu normalisieren. Der Fettgehalt von Stutenmilch ist geringer als der von Frauenmilch, der Anteil an essentiellen Fettsäuren aber deutlich höher.

Anwendungen

■ **Stutenmilch bei Akne, Neurodermitis und Psoriasis**

4–6wöchige Trinkkur

Diese hartnäckigen und lästigen Hautkrankheiten werden in einer 4–6wöchigen Trinkkur behandelt. Empfohlen wird, 30–40 Tage lang

250 ml lauwarme Stutenmilch morgens nüchtern oder abends vor dem Schlafengehen zu trinken. Die kurzkettigen Eiweißbausteine üben einen heilenden und regenerierenden Effekt auf die Haut aus. Sie entlasten den Hautstoffwechsel, hemmen Entzündungen sowie Juckreiz und verbessern die Feuchtigkeitsspeicherung. Stutenmilch gilt als ideales Nähr- und Aufbaumittel für kranke Haut.

> **Tip!**
> Viele Hautkliniken, die sich auf die Behandlung von Neurodermitis spezialisiert haben, werden täglich mit frischer Stutenmilch beliefert. Sie wird dort kurmäßig verabreicht. Außerdem werden Hautpräparate auf Stutenmilchbasis für die Behandlung der Haut eingesetzt. Fragen Sie im Reformhaus danach.

■ Stutenmilch-Waschung bei Akne vulgaris
(für 1 Waschung)
200 ml tiefgefrorene Stutenmilch im Beutel

Den Milchbeutel in 50°C heißes Wasser legen und etwa 30 Minuten durch Kneten auftauen lassen. Der Inhalt soll flüssig sein und gerade Zimmertemperatur haben. Dann die Milch in eine Schüssel geben, einen sauberen Waschlappen damit tränken und Gesicht sowie Hals mehrmals damit abtupfen. Die Waschung am besten abends vor dem Schlafengehen vornehmen. *(vor dem Schlafengehen)*

! Die Milch nicht abwaschen, sondern mit einem Gesichtstuch leicht abtupfen.

■ Vorbeugend gegen Lippenbläschen (Herpes labialis)
(für 1 Person und 1 Tag)
200 ml Kumyß (vergorene Stutenmilch) oder 250 ml Stutenmilch

Beim ersten Kribbeln in der Lippe die Stelle mit etwas Kumyß oder Stutenmilch abtupfen, den Rest trinken. Weitere 2 Tage damit behandeln; das Jucken verschwindet, und es kommt nicht zum Ausbruch der Bläschen. *(Behandlungsdauer: 3 Tage)*

■ Stutenmilchkur zur Entlastung der Leber
(für 5 Wochen)
8–9 l tiefgefrorene Stutenmilch in Beuteln mit jeweils 200 oder 250 ml

Jeden Tag 1 Beutel Stutenmilch auftauen und bei Zimmertemperatur in kleinen Schlucken trinken. Statt Stutenmilch in flüssiger Form kann man auch Stutenmilchgranulat zu sich nehmen. Es empfiehlt sich 3mal täglich 1 Teelöffel voll Granulat im Mund zergehen zu lassen oder mit etwas Wasser zu schlucken. Die Leber reagiert auf viele Ernährungs- und Gesundheitsfehler empfindlich. Stutenmilch stärkt die Leber, entlastet sie und regt den Leberstoffwechsel an.

täglich 3mal

Der Tee – ein altbewährter Gesundheitstrunk

Tee ist nicht nur ein wohlschmeckendes Getränk. Schon seit Jahrtausenden gilt insbesondere der Tee aus einzelnen Kräutern oder Kräutermischungen als wichtige Naturarznei.

Er ist ein gesundes Heißgetränk, das man wie Kaffee täglich gerne zu sich nimmt. Man kann damit viel für seine Gesundheit und sein Wohlbefinden tun, Krankheiten vorbeugen und Beschwerden lindern.

Für die Teezubereitung nimmt man getrocknete Kräuter, Blüten und Früchte – selbst manche Samenkörner ergeben einen wohltuenden

Jede Teesorte hat ihre eigene Heilwirkung

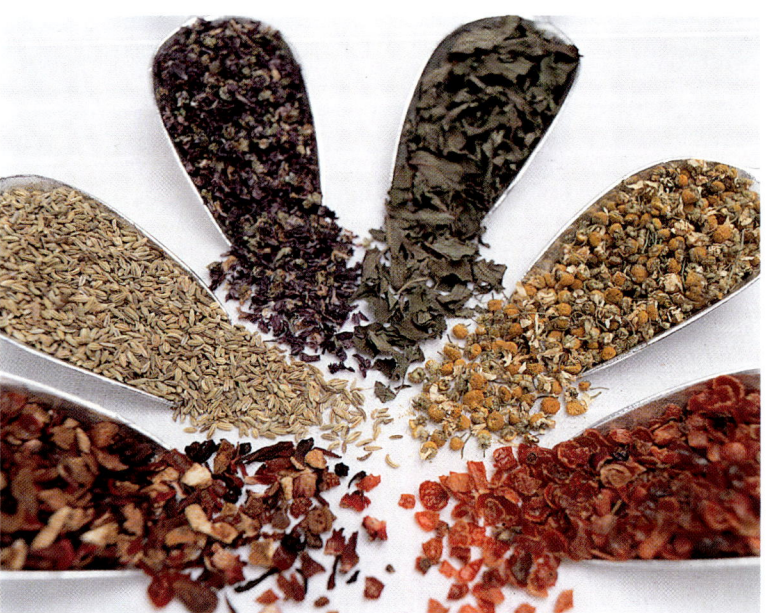

Tee. Schmackhaft und zugleich heilsam ist beispielsweise Fenchel-samen, Kümmel, Kamille oder Thymian, doch auch getrocknete Hagebutten, Heidelbeeren und Apfelschalen entfalten im heißen Wasser ihre gesundheitsfördernden Wirkungen.

Besonders kundig auf dem Gebiet der Heilteezubereitung waren Pfarrer Kneipp, Pfarrer Künzle und Maria Treben. Gegen nahezu jede Krankheit kannten sie einen heilsamen Tee. Einige wenige, aber sehr gebräuchliche Teerezepturen seien im folgenden genannt.

Inhaltsstoffe

Die Kräuter- und Früchtetees haben so gut wie keinen Nähr-, aber einen großen Heilwert. Sie enthalten in erster Linie ätherische Öle und sekundäre Pflanzenstoffe, die für die heilende Wirkung sorgen, außerdem Aromastoffe, Farbstoffe und Mineralien. Der Vitaminge-halt ist von Ausnahmen (zum Beispiel Hagebutte) abgesehen gering, da die meisten Vitamine durch das Trocknen verloren gehen.

großer Heilwert

Heilwirkungen

Die Heilkraft von Tee auf die Organe ist sehr vielfältig. Manche Kräu-tertees wirken auf die Atemwege beruhigend, entkrampfend und schleimlösend, wieder andere helfen dem Verdauungsapparat: Sie stär-ken den Magen, beruhigen einen gereizten Darm, normalisieren die Darmtätigkeit, fördern die Sekretion von Gallensaft. Auch bei Unter-leibs-, Menstruationsbeschwerden, Nieren- und Blasenkrankheiten, oder Nieren- und Gallensteinen haben sich Kräutertees bewährt. Sie werden aber auch äußerlich angewendet, so zum Beispiel bei schlecht heilenden Wunden, eitrigen Wunden und Augenentzündungen.

vielfältige An-wendungs-gebiete

Anwendungen

■ **Fencheltee gegen Blähungen bei Kleinkindern**
Fenchel ist wie der Dill ein Doldengewächs. Zur Teezubereitung nimmt man die Dolden, aus denen beim Trocknen die kleinen Samen herausfallen. Für den Tee überbrüht man gut 1 Eßlöffel Fenchel-samen mit etwa 1 l Wasser, läßt das Ganze 10 Minuten durchziehen und gießt es durch ein feines Sieb in eine Kanne.

Kleinkinder bekommen mehrmals täglich 1 Tasse Tee (oder den Tee im Fläschchen).

mehrmals täglich

! Der Aufguß sollte nicht gesüßt werden, vor allem nicht, wenn er im Fläschchen verabreicht wird (Kariesgefahr durch das Nuckeln der zuckerhaltigen Flüssigkeit!).

■ Kamillentee gegen Bauchschmerzen

Pfarrer Kneipp verordnete ihn bei fiebrigen Erkältungen und gegen heftige Bauchschmerzen sowie -krämpfe. Hierfür verwendet man getrocknete Kamillienblüten. Eine Handvoll Blüten werden mit 1 l kochend heißem Wasser überbrüht. Das Ganze muß 10 Minuten durchziehen, dann seiht man die Blüten ab und trinkt 1 Tasse warmen Tee in kleinen Schlucken. Süßen mit wenig Honig ist erlaubt. Den restlichen Tee über den Tag verteilt (leicht erwärmt) trinken.

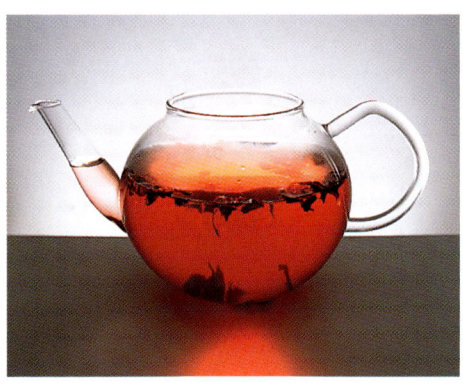

Täglich mehrere Tassen Hagebuttentee helfen bei Nieren- und Blasenkrankheiten

■ Hagebuttentee bei Nieren- und Blasenleiden (nach Pfarrer Künzle)

Die gesammelten Hagebutten werden gewaschen, entkernt und etwa 1 Stunde in Wasser eingeweicht (eine Handvoll auf 1 l Wasser). Dann kocht man sie etwa 10 Minuten im eingeweichten Wasser durch. Man trinkt ihn ungesüßt oder mit etwas Honig. Er soll auch bei Unterleibsschmerzen, Brust- und Seitenstechen helfen.

■ Kümmeltee vertreibt die Darmgase

Kümmel zählt zu den Doldengewächsen. Die kleinen Samen sind nicht nur ein hervorragendes Gewürz in der Küche, sie ergeben auch einen heilsamen Tee, der sich bei Magenschmerzen, Blähungen und Darmstörungen besonders bei Kindern gut bewährt hat. Man nimmt auf 1 l Wasser 1 Eßlöffel Kümmel und kocht das Ganze etwa 3 Minuten durch. Die Flüssigkeit durch ein feines Sieb gießen. Mit Honig leicht süßen und über den Tag verteilt 2–3 Tassen trinken. Der Tee hilft auch bei Bauchschmerzen, schlechter Verdauung und Darmkoliken.

über den Tag verteilt

■ Thymiantee stärkt Magen und Darm

Der Kräuterpfarrer Künzle empfiehlt den Tee dieses beliebten Würzkrauts bei Magenschleimhautentzündung, Sodbrennen, Beschwerden der Leber und Verschleimung der Bronchien. Thymian ist auch Bestandteil seines »Brusttees«. Man nimmt getrocknete Thymianblättchen und überbrüht 1 gehäuften Teelöffel mit 1 Tasse kochendem

Wasser. Das Ganze 10 Minuten ziehen lassen, dann nach Geschmack leicht mit Honig süßen und trinken. Den Tee je nach Stärke der Beschwerden 2–3mal täglich trinken.

täglich 2–3mal

Die Tomate – ein schmackhafter Mineralstofflieferant

Die Tomate gehört zu den Nachtschattengewächsen. Ursprünglich wuchs sie wild in den Anden von Peru, Ecuador und in Mexiko. Christoph Kolumbus brachte die Tomate 1498 von seiner zweiten Amerikareise nach Europa. Die Tomate ist nach der alten Bezeichnung *tomatle* benannt, die die Azteken für diese überaus schmackhafte Frucht gebrauchten. Über Jahrhunderte hinweg war die Tomate hierzulande nur Zierpflanze, weil man ihre Früchte für giftig hielt.

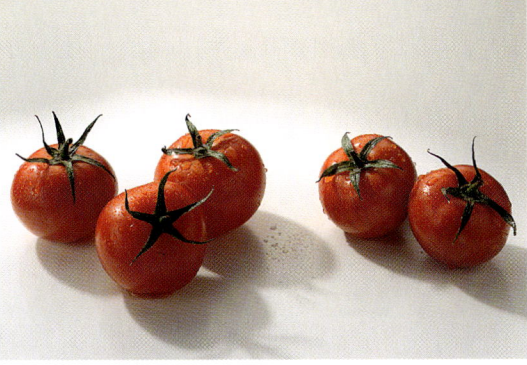

Rot, knackig und vollreif: so sind Tomaten am gesündesten

Erst während des Ersten Weltkriegs (1914–1918) gelang dem gesunden Gemüse in Deutschland der Durchbruch. Seitdem erfreut sich die Tomate wachsender Beliebtheit. Weltweit ist sie heute eine der bedeutendsten Gemüsearten. Sie wird in vielen Ländern angebaut und gedeiht sogar in unseren Hausgärten. Ihre Sortenvielfalt ist riesig.

Tomaten sollten nur vollreif verwendet werden. Sie enthalten als Nachtschattengewächs das Gift Solanin, das nur in unreifen Früchten und grünen Fruchtteilen enthalten ist. Es befindet sich vor allem im Stielansatz, weshalb man diesen stets herausschneidet. Solanin wird durch Hitze zerstört. Tomaten sind in der gesunden Ernährung unverzichtbar und überaus beliebt.

Gift Solanin

> **Tip!**
> Ernährungswissenschaftler empfehlen, jeden Tag etwas Rotes, Gelbes und Grünes zu essen, um die Immunabwehr des Körpers zu stärken. Das bedeutet, täglich Pflanzenkost wie Tomaten, Paprikaschoten, Karotten, Kohl, Äpfel, Bananen, Aprikosen etc. verzehren.

Inhaltsstoffe

100 g reife Tomaten enthalten etwa 1 g Eiweiß, 0,2 g Fett, 2,6 g Kohlenhydrate, 1 g Ballaststoffe und 17 kcal. Sie liefern 3 mg Natrium, 242 mg Kalium, 9 mg Calcium, 18 mg Phosphor, 14 mg Magnesium, 0,6 mg Eisen und 0,02 mg Fluor.

Zudem sind 84 µg Vitamin A (als Carotin) enthalten, 0,8 mg Vitamin E, 0,06 mg B_1, 0,04 mg B_2, 0,1 mg B_6, 0,5 mg Niacin und 25 mg Vitamin C. Tomaten weisen außerdem reichlich sekundäre Pflanzenstoffe auf, insbesondere Carotinoide (Gesamt 12 690 µg pro 100 g) und Polyphenole. 100 g Tomaten liefern nur 10 mg Harnsäure.

Heilwirkungen

Tomaten sind wichtige und schmackhafte Mineralstoff- und Vitaminlieferanten. Sie wirken harntreibend, entschlackend, darmreinigend und blutbildend. Daher und aufgrund ihres niedrigen Harnsäure- beziehungsweise Puringehalts werden Tomaten in der Krankenkost bei Nierenleiden und Gicht eingesetzt.

bei Nierenleiden und Gicht

Der hohe Gehalt an Vitamin C kräftigt Zahnfleisch sowie Bindegewebe und schützt vor Infektionskrankheiten. Ihr Gehalt an sekundären Pflanzenstoffen trägt in hohem Maße zur Stärkung des Immunsystems bei. Sie schützen die Zellen vor freien Radikalen und beugen der Entstehung von Krebs vor. Der frischgewonnene Tomatensaft ist ideal für jede Abspeckkur. Er enthält nur wenig Kalorien und Harnsäure, ist aber reich an Mineralien und Vitaminen.

Schutz vor Infektionskrankheiten

Anwendungen

■ **Tomaten-Gurkensalat bei Gicht**
(für 1 Person)
150 g Salatgurke
150 g Tomaten
1/2 kleine Zwiebel
weißer Pfeffer, Salz
1 EL Zitronensaft
1 TL Sonnenblumenöl
1 EL Schnittlauchröllchen

Die Gurke waschen, trockenreiben, schälen und fein hobeln; die Tomaten halbieren, Stielansätze herausschneiden und die Tomatenhälften in Scheiben oder dünne Spalten schneiden. Die Zwiebelhälfte schälen und fein würfeln. Diese Zutaten in einer Schüssel mischen, leicht salzen und pfeffern.

Den Zitronensaft und das Öl daruntermengen und den Salat mit Schnittlauch bestreuen. Wenn der Salat sättigender sein soll, mischt man noch 50 g gewürfelten Feta und ein paar Oliven darunter. Mit einem Stück Fladenbrot eine harnsäurearme Mahlzeit!

■ **Tomatentrunk zur Entschlackung und Blutreinigung**
(für ca. 250 ml Saft)
etwa 400 g vollreife Tomaten
$1/2$ kleine Zwiebel
$1/2$ Bund glatte Petersilie

Die Tomaten waschen, trockenreiben, halbieren, die Stielansätze herausschneiden, das Gemüse in Stücke schneiden und in einen Entsafter geben. Die Zwiebelhälfte schälen, kleinschneiden und dazugeben. Die Petersilie waschen, trockenschütteln, grob zerkleinern und hinzugeben. Das Ganze entsaften, in ein Glas gießen und frisch trinken.

! Wer keinen Entsafter hat, muß die Tomaten entkernen, dann das
● Gemüse in einen Mixer geben und pürieren. Das Püree ist zum Trinken zu dick, deshalb mixt man es mit etwas Apfelsaft oder Brottrunk.

Das Wasser – Urstoff des Lebens

Alles Leben entstammt dem Wasser. Es ist für jeden Organismus unentbehrlich. Denn es ist nicht nur unser wichtigstes Nahrungsmittel, sondern auch Hauptbestandteil des menschlichen Körpers: 60–70% unserer Körpermasse bestehen aus Wasser. Pro Tag benötigen wir 2–3 l Wasser für die verschiedensten Organfunktionen und Stoffwechselvorgänge. Es spielt die wichtigste Rolle bei allen Transport- und Ausscheidungssystemen des Körpers.

wichtigstes Nahrungsmittel

bedeutsam für alle Transport und Ausscheidungssysteme

Zudem gilt Wasser seit Jahrtausenden als Heilmittel bei vielen Krankheiten und Beschwerden: In der römischen sowie griechischen Antike und im Alten Ägypten wurde das Baden beispielsweise als sehr förderlich für das Wohlbefinden angesehen. Den Durchbruch der eigentlichen Wassertherapie aber schafften erst die Naturheilkundigen Vincenz Prießnitz (1799–1851) und der »Wasserdoktor aus Wörishofen« Sebastian Kneipp (1821–1897). Allerdings erfanden sie die Wassertherapie nicht, sondern verhalfen ihr zu einer neuen Popularität und dem gebührenden medizinischen Status.

Wasserbehandlung

Wasserbehandlungen sind heute fester Bestandteil der physikalischen Therapie, in der einzig und allein Wasser, Wärme, Kälte, Licht, Luft und Bewegung eingesetzt werden. Wasser wirkt äußerlich und innerlich. Und Wasser ist nicht gleich Wasser. Je nach Herkunftsort enthält es in unterschiedlicher Zusammensetzung bestimmte Mineralsalze, die bedeutsam für viele Heilungsprozesse sind und deshalb in der Wasseranwendung gezielt genutzt werden.

> **Wichtigster Grundbaustein unserer Nahrung**
> Während der Mensch 40 Tage und länger fasten kann, überlebt er ohne Wasser nur kurze Zeit. Spätestens nach einer Woche tritt der Tod durch Verdursten ein. Wir brauchen Wasser nicht nur, um den Durst zu stillen. Alle Mineralien, die meisten Nährstoffe und Vitamine werden erst durch Wasser löslich und verwertbar. Wasser ist auch nötig, um die Nierenfunktion aufrecht zu erhalten und um Harnstoff, Harnsäure und verschiedene Salze auszuscheiden. Am besten verwendet man das Trinkwasser aus der Leitung, für gesundheitliche Probleme sind aber spezielle Mineral- und Heilwasser besser geeignet.

Inhaltsstoffe

Wasser besteht aus den Elementen Sauerstoff und Wasserstoff. Jedes Wasser enthält aber auch kleine Beimengungen von Mineralstoffen, die ihm den typischen Geschmack geben und für die Wasserhärte verantwortlich sind.

Der Gehalt und die Art der Mineralien sind abhängig vom Ursprungsort des Wassers. Die für die innere Heilwirkung des Wassers erwünschten Mineralstoffe sind vor allem Calcium, Magnesium und Fluor. In der Heilbädertherapie hingegen sind vorwiegend natürliche Kohlensäure, Jod, Schwefel, natürliche Sole (Salz) und Radon von Bedeutung.

Heilwirkungen

Wasser wirkt auf den Körper grundsätzlich auf 4 Arten: durch seine Temperatur (bei Kalt- und Warmwasseranwendungen), den Gehalt an Mineralstoffen (in Mineral-, Heilwasser und der Heilbädertherapie),

die Kraft des Auftriebs (in der Bäder-
und Bewegungstherapie) und nicht
zuletzt durch seine ausschwemmen-
den Eigenschaften als Wasserdampf
(in Schwitzkuren, in der Sauna, in
Dampfbädern und durch Inhalation).

Anwendungen

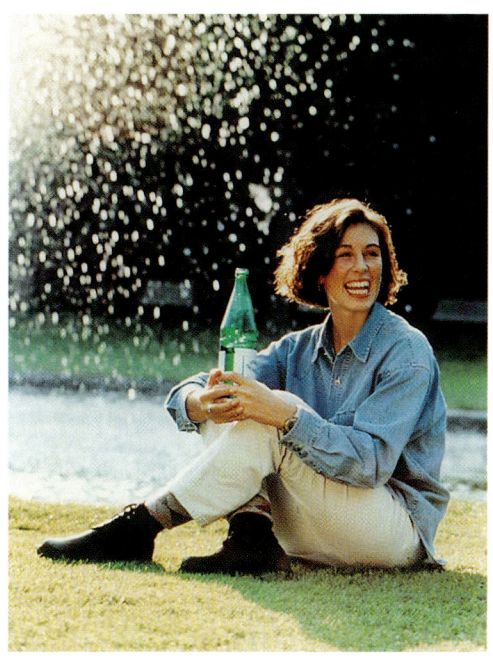

■ **Sitzbad bei Darm- und Nieren-
beschwerden**
(für 1 Anwendung)
1 Sitzbadewanne
1 Badethermometer
warmes und kaltes Wasser
reichlich Badetücher
Badezusätze wie Fichtennadeln, Heu-
blumen, Eichenrinde oder Kamille
nach Bedarf

Vor dem Sitzbad muß der Körper, vor allem die Füße, warm sein. Das
Bett sollte für die Nachruhe angewärmt werden. Die Wanne zu einem
Drittel mit Wasser füllen, dabei heißes und kaltes Wasser mischen,
bis es 37° C hat. Nach Bedarf den Badezusatz hinzufügen. In die Wanne steigen, die Füße baden nicht mit (schlagen Sie ein angewärmtes
Handtuch darum). Dann von einem Helfer soviel warmes Wasser
nachgießen lassen, bis die Wanne fast bis zum Rand gefüllt ist. Die
Badedauer beträgt normalerweise 15 Minuten, richtet sich aber nach
der individuellen Verträglichkeit. Nach dem Bad kurz duschen, abtrocknen und zur Nachruhe mindestens 30 Minuten ins warme Bett
legen.

*Um gesund
und munter zu
bleiben, sollte
man täglich
2–3 l Wasser
trinken*

! Das Sitzbad eignet sich besonders zur Ersten Hilfe bei Nierenkoli-
ken, ersetzt aber keinesfalls den Arzt.

■ **Kaltes Fußbad gegen geschwollene Beine und Krampfadern**
(für 1 Anwendung)
1 hohe Fußbadewanne (aus dem Fachhandel)
1 Badethermometer
kaltes Wasser (15° C)
Handtücher

Die Füße müssen warm sein. Dann die Fußbadewanne so weit mit kaltem Wasser füllen, daß die Unterschenkel zur Hälfte mit Wasser bedeckt sind. Mit dem Badethermometer die Wassertemperatur prüfen. Sie sollte 15° C betragen. Wenn Ihnen das zu kalt ist, können Sie etwas wärmer beginnen und dann nach und nach kaltes Wasser hinzugeben. Nach anfänglichem Kältegefühl tritt nach etwa 15 Sekunden bis maximal 2 Minuten ein Wärmegefühl ein. Zu diesem Zeitpunkt wird das Fußbad beendet. Trocknen Sie die Füße gut ab, und ziehen Sie warme Socken an.

> Das Bad verbessert die Durchblutung der Beine und hilft auch bei Kopfschmerzen und Nasenbluten. Bei letztgenannten Krankheiten sollte jedoch unbedingt die Ursache von einem Arzt abgeklärt werden.

■ Wasserfasten
(für 1 Person und 1 Tag)
1 Flasche (0,7 l) stilles, mineralstoffreiches Mineralwasser
1 Flasche (0,7 l) kohlensäurereiches Mineralwasser
1 Flasche (0,7 l) Quellwasser
1 Flasche (0,7 l) Heilwasser

Nach 1–2 Tagen Vorbereitungszeit, in der Sie nur frisches Obst essen und sich vom Zigaretten- und Alkoholgenuß verabschieden, legen Sie fest, wie lange Sie fasten wollen. Die Mindestdauer sind 5 Tage, besser sind jedoch 10 Tage. An jedem Fastentag trinken Sie etwa 3 l Wasser. Daraus stellen Sie sich richtige Wassermahlzeiten zusammen, deren Basis stets das stille, mineralstoffreiche Wasser ist. Davor und danach trinken Sie von den anderen Wassersorten. Sie werden schnell merken, wie gut und unterschiedlich Wasser schmecken kann.

Kurdauer: mindestens 5 Tage täglich 3 l Wasser

Die Menge an Mineralwasser sollte täglich anderthalb Liter betragen, der Rest besteht aus den anderen Wassern. Verwenden Sie reichlich Wasser auch äußerlich: zum Duschen, für Kneipp-Anwendungen, zum Nasenspülen und Gurgeln. Durch diese Kur verlieren Sie aber nicht nur an Gewicht, sondern entschlacken zusätzlich Ihren Körper. Das Wasserfasten beschleunigt außerdem verschiedene Heilungsprozesse (zum Beispiel die Abheilung von Wunden und Hauterkrankungen).

Der Weizen – hochwertiges Pflanzeneiweiß

Weizen ist die am meisten angebaute, verarbeitete und konsumierte Getreideart der Welt und für viele Länder ein wichtiger Wirtschaftsfaktor. Neben dem Reis gehört der Weizen zu den bedeutendsten Grundnahrungsmitteln der Weltbevölkerung. Es gibt über 10 000 Weizensorten, die auf nur wenige Grundsorten zurückgehen. Man unterscheidet Nacktweizen, zum Beispiel Weichweizen, Hart- oder Durumweizen, und Spelzweizen wie etwa Emmer und Dinkel. Urformen des Weizens (Emmer und Einkorn) wurden schon vor 4500 Jahren angebaut.

Grundnahrungsmittel

Für die menschliche Ernährung sind vor allem die Nacktweizensorten von Bedeutung. Die Körner des Hartweizens sind hart, etwas glasig und innen gelblich. Sie enthalten mehr Eiweiß als Weichweizen. In Europa wird Hartweizen hauptsächlich in Italien, Frankreich und Griechenland angebaut. Die italienischen Nudeln werden aus Hartweizen ohne Eier hergestellt. Sie sind typisch gelb und bißfest. Hartweizen wird außerdem auch zu Grieß verarbeitet. Zur Mehlgewinnung dient hauptsächlich der Weichweizen. Er liefert höhere Erträge als Hartweizen, enthält mehr Kohlenhydrate und ist deutlich billiger.

wichtig sind Nacktweizensorten

Hartweizen

Weichweizen

Die Weizenkörner werden nach der Ernte gereinigt und hauptsächlich zu Schrot, Grieß und Mehl verarbeitet. Sie unterscheiden sich durch ihre Körnung. Wichtige Nebenprodukte bei der Mehlherstellung sind die vitaminreichen Weizenkeime und die ballaststoffreiche Weizenkleie.

Ganze Weizenkörner und -schrot werden vor allem für Müslis verwendet – Weizenkeime hingegen zur Vitaminanreicherung von Müslis und Drinks. Weizenkleie eignet sich zur Ballaststoffanreicherung vieler Speisen und hat keinen Eigengeschmack. Sie benötigt reichlich Flüssigkeit, um zu quellen und auf diese Weise verdauungsfördernd im Darm zu wirken. Deshalb muß bei kleiehaltiger Kost reichlich getrunken werden.

Inhaltsstoffe

Weizen dient der menschlichen Ernährung als wertvoller Kohlenhydrat- und Eiweißlieferant. Das ganze Korn enthält pro 100 g 11,4 g Eiweiß, 2 g Fett, 61 g Kohlenhydrate, 10,4 g Ballaststoffe und 308 kcal. 100 g Weizenkeime liefern 26,6 g Eiweiß, 9,2 g Fett (essentielle

Fettsäuren), 30,6 g Kohlenhydrate, 17,7 g Ballaststoffe und 312 kcal, außerdem sind reichlich B-Vitamine enthalten.

100 g Weizenkleie liefert 14,9 g Eiweiß, 4,7 g Fett, 18 g Kohlenhydrate, 45,4 g Ballaststoffe und 174 kcal.

Heilwirkungen

regt die Darmtätigkeit an

Das ganze Korn wirkt als guter Eiweiß- und Kohlenhydratlieferant und regt durch seinen Ballaststoffgehalt die Darmtätigkeit an. Zudem wird Weizen in Heilkissen und als Abkochung verwendet. Auch Weizenkleie enthält sehr viele Ballaststoffe. Sie nehmen im Darm Flüssigkeit auf, quellen und füllen den Darm. Dadurch regen sie die Darmperistaltik an. Die Darmmuskulatur kann man mit einer ballaststoff- und flüssigkeitsreichen Kost wieder in Gang bringen. Unterstützend wirkt körperliche Bewegung, zum Beispiel Radfahren und Gymnastik.

■ Vitaminreiche Weizensprossen

Keimdauer: 5 Tage

Aus dem ganzen Weizenkorn lassen sich leicht vitaminreiche und kalorienarme Sprossen ziehen: Die gewaschenen Körner gibt man in ein Einweckglas, bedeckt sie mit Wasser und läßt sie über Nacht quellen. Dann gießt man das Wasser ab, spült die Körner durch und läßt sie bei Zimmertemperatur keimen. Nachts wieder wässern, tagsüber ohne Wasser (aber feucht!) keimen lassen. Innerhalb weniger Tage zeigt sich der Keimling. Schon nach 5 Tagen kann man die Sprossen essen. Sie schmecken nussig, leicht süß und enthalten viele Vitamine und Mineralstoffe.

> **!** Weizen liefert zwar hochwertiges Pflanzeneiweiß, das jedoch bei Zöliakie und Sprue nicht vertragen wird. Die Patienten reagieren auf das Gluten des Getreides allergisch. Die Darmschleimhaut wird dadurch geschädigt, so daß nur eine glutenfreie Ernährung Besserung bringt. Außer Weizen müssen die Patienten Roggen, Gerste und Hafer meiden sowie alle daraus hergestellten Produkte wie Nudeln, Haferflocken, normales Brot etc. Mais, Reis, Buchweizen, Hirse, Soja und Getreidestärken können allerdings ohne Probleme genossen werden.

■ Weizenmüsli für die Verdauung
(für 1 Person)
2 EL eingeweichte Weizenkörner
1 TL Weizenkleie

$^1/_2$ kleine Banane
1 Apfel
1–2 TL Honig
100 g Buttermilch

Die Weizenkörner zusammen mit der Kleie in ein Schälchen geben. Die Bananenhälfte schälen, kleinschneiden und dazugeben. Den Apfel waschen, vierteln, das Kerngehäuse entfernen und das Fruchtfleisch würfeln. Zusammen mit dem Honig und der Buttermilch untermischen.

■ Schlankheitsdrink mit Kleie
(für 1 Glas)
0,2 l Gemüsesaft
1 TL Weizenkleie

Den Gemüsesaft mit der Kleie verquirlen und in kleinen Schlucken trinken.

■ Kleiepeeling
(für 1 Anwendung)
1 EL Weizenkleie
2 EL Naturjoghurt

Die Kleie unter den Honig mischen und das Ganze 10 Minuten quellen lassen. Dann auf das gereinigte Gesicht auftragen und die Haut – bis sie warm wird und leicht gerötet ist – mit sanft kreisenden Bewegungen abreiben. Mit reichlich lauwarmem Wasser abwaschen und das Gesicht eincremen. Das Peeling sollte am besten abends aufgetragen werden.

am besten abends

■ Kleie-Molkebad für empfindliche Haut
(für 1 Vollbad)
30 g Weizenkleie
1 l Kurmolke

Die Weizenkleie in 1 Tasse mit etwas heißem Wasser verrühren und kurz quellen lassen. Wasser in die Badewanne einlaufen lassen, die Molke mit den Händen untermischen und den Kleiebrei dazugeben. In dem Wasser maximal 10 Minuten baden. Trockene und schuppige Hautstellen leicht massieren, dann den Körper gründlich abbrausen und abtrocknen. Die Kleie löst Verhornungen, und die Molke schützt die Haut vor Austrocknung.

Das Weizengras – bewährt bei über 100 Beschwerden

Schon die Menschen der Steinzeit nutzten den Weizen für ihre Ernährung. In rund 10 000 Jahren entwickelte sich aus einem unscheinbaren Gras, dem wilden Einkorn, die heute weltweit wichtigste Kulturpflanze, der Weizen. Die Urheimat ist der Nahe Osten, die fruchtbaren Gegenden Kleinasiens, das Zweistromland, Anatolien und Äthiopien. In der Eisenzeit, vor etwa 2500 Jahren, bauten dann auch in Europa die Menschen Weizen an.

außerordent-
liche Nähr-
stoffvielfalt

Aus verschiedenen Kreuzungen entstand schließlich der ertragreiche Weizen, wie wir ihn heute kennen und schätzen. Die Pflanze an sich war schon früher für Zauberer und Kräuterfrauen interessant. Sie beobachteten, daß sich das Samenkorn sehr schnell zur grünen Pflanze entwickelt, daß eine außerordentliche Nährstoffvielfalt in ihr steckt. Viele Volksstämme, vor allem die Kelten und Indianer, vertrauten den gesundheitsfördernden Eigenschaften des frischen, jungen Weizengrases.

Heute ist die Heilwirkung von frischem Weizengras und dessen Saft belegt und durch die Naturwissenschaftlerin Dr. Ann Wigmore in die Naturheilkunde integriert worden.

Weizengras selbst ziehen!
Weizengras und Weizengrassaft gibt es nirgends zu kaufen. Das Gras muß zum richtigen Zeitpunkt geerntet werden, und der Saft unbedingt frisch getrunken werden, damit keine Nährstoffe verlorengehen. Deshalb stellt man ihn am besten selbst her. Besorgen Sie sich einwandfreie Weizenkörner von einem Biobauern und säen Sie diese in Töpfe aus. In der Wohnung dauert es maximal 14 Tage, bis Sie die kleinen Gräser ernten können. Sie werden entsaftet und der Saft sofort getrunken. Wer keinen Entsafter hat, kaut das Gras gut durch und spuckt den unverdaulichen Rest aus. Alternativ gibt es Weizengrassaft als Trockenextrakt.

Inhaltsstoffe

In wissenschaftlichen Analysen wurde eine Vielzahl von Wirkstoffen gefunden. Der Saft junger Weizengräser enthält vor allem Chlorophyll, viele Aminosäuren, insbesondere alle für den Menschen essentiellen, außerdem Mineralstoffe (Mengen- und Spurenelemente), Vitamine und Enzyme.

Von den Mineralstoffen sind in nennenswerter Menge folgende nachweisbar: Calcium, Phosphor, Kalium, Natrium, Magnesium, Eisen, Mangan, Jod, Zink, Selen, Kupfer, Schwefel und Kobalt. Weizengrassaft enthält alle 13 Vitamine und darüber hinaus wichtige Enzyme für zahlreiche Stoffwechselvorgänge.

Heilwirkungen

Die Wirkstoffe des Weizengrassafts sind vor allem das Chlorophyll, die Mineralstoffe und Vitamine. Sie liegen in ihrer aktiven Form nur im frischen Saft vor, deshalb ist die Eigenherstellung anzuraten. Chlorophyll ist der grüne Blattfarbstoff. Er ist im Molekülaufbau dem roten Blutfarbstoff Hämoglobin sehr ähnlich – das Zentralatom von Chlorophyll ist Magnesium.

Wirkstoff Chlorophyll

Chlorophyll wird aufgrund seiner molekularen Ähnlichkeit mit Hämoglobin im Stoffwechsel schnell überallhin transportiert. Es wirkt wie ein »Türöffner« auf die Zellen und sorgt dafür, daß weitere Wirkstoffe wie Mineralstoffe, Vitamine und Enzyme dorthin gelangen, wo sie benötigt werden.

Anwendungen

■ **Weizengrassaft gegen Hautausschläge, Ekzeme und Akne**
Weizengrassaft stärkt die Immunabwehr und beugt damit vielen Hauterkrankungen vor. Empfohlen wird, täglich 1 Glas Weizengrassaft zu trinken. Bei Allergien sollte man vorbeugend einmal pro Tag 1 Schnapsglas Weizengrassaft trinken, dem man einige Tropfen Grapefruitkernöl beimischt.

täglich 1 Glas

■ **Entschlackend für den ganzen Körper**
Eine der Hauptwirkungen ist die Blutreinigung, die mit einer Entschlackung und Ausscheidung von Schadstoffen sowie Körpergiften einhergeht. Die Wirkung setzt sehr schnell ein. Beginnen Sie die Entschlackung kurmäßig, zunächst mit einer niedrigen Dosis von 1–2 Eßlöffeln Weizengrassaft pro Tag. Dann steigern Sie die Menge bis auf 1 Glas (200 ml) Weizengrassaft.

Dosis erhöhen

■ **Weizengrastee gegen Pilzerkrankungen (Soor, Candida albicans)**
(für 1 Tagesration)
1 TL Kümmel
1 EL Wacholderbeeren

1 EL getrockneter Thymian
1 TL getrocknetes Bohnenkraut
1 Prise getrocknete Zitronenmelisse
150 ml Weizengrassaft

250 ml Wasser zusammen mit Kümmel und Wacholderbeeren aufkochen und 5 Minuten köcheln lassen. Dann die restlichen Kräuter untermischen und das Ganze zugedeckt 10 Minuten ziehen lassen. Die Flüssigkeit durch ein Sieb in ein anderes Gefäß abseihen, abkühlen lassen und den Weizengrassaft untermischen. Den Tee über den Tag verteilt trinken. Die Pflanzenstoffe wirken über den Darm keimtötend.

über den Tag verteilt

■ Gesichtstonikum gegen Akne
10 Tropfen Teebaumöl
5 Tropfen Schafgarbenöl
5 Tropfen Wacholderöl
5 Tropfen Kampheröl
5 Tropfen Palma-rosa-Öl
2 EL Weizengrassaft
2 Tropfen milde Waschlotion ohne Konservierungsstoffe

Die ätherischen Öle (in der Apotheke erhältlich) zusammen mit dem Weizengrassaft in einem kleinen Glas mischen. Zur besseren Bildung einer Emulsion die Waschlotion unterrühren und das Gesicht damit abtupfen. Man kann Weizengrassaft auch pur auftragen.

Die Zwiebel – »heimliche Königin der Küche«

Die Speisezwiebel (Allium cepa) gehört wie der Knoblauch zu den Liliengewächsen. Seit mindestens 5000 Jahren wird sie in Zentralasien, Pakistan, Nordwest-Indien und den Mittelmeerländern als wichtige Gemüseart und Heilmittel angebaut. Im alten Ägypten spielte die Zwiebel zusammen mit Knoblauch und Rettich eine bedeutende Rolle, so zum Beispiel als Arzneimittel für die Sklaven beim Bau der Pyramiden. Die Zwiebel war auch eine geschätzte Opfergabe, die man den Mumien beilegte. Heute werden Zwiebeln in allen Ländern kultiviert. Sie sind in Deutschland das meist verzehrte Gemüse überhaupt.

geschätzte Opfergabe

Die Zwiebel ist nicht nur unverzichtbar in der Speisenzubereitung – gilt sie doch als »heimliche Königin der Küche« –, sondern hat auch noch heute einen hohen Stellenwert in der Heilkunde. Aufgrund ihres großen Wirkstoffspektrums können Zwiebeln bei vielen Krankheiten und Beschwerden eingesetzt werden.

Sie sind nährstoffarm, enthalten aber eine Fülle von Vitaminen, Mineralstoffen und vor allem verschiedene ätherische Öle, die für den stechenden, tränenreizenden Geruch und den würzigen Geschmack verantwortlich sind. Zwiebeln entfalten ihre Wirkungen sowohl roh als auch erhitzt. Sie werden am besten im Gemüsefach des Kühlschranks gelagert, und sind dort bis zu 3 Wochen haltbar.

entfalten ihre Wirkung roh und erhitzt

Inhaltsstoffe

100 g frische Zwiebeln enthalten etwa 1,3 g Eiweiß, 0,3 g Fett, 4,9 g Kohlenhydrate (dieser Wert schwankt, er kann bis zu 8 g betragen), die Mineralstoffe Natrium, Kalium, Calcium, Phosphor und Magnesium in nennenswerten Mengen sowie die Vitamine Carotin, E, B_1, B_2, B_6, Niacin, Pantothensäure, Biotin, Folsäure und das Vitamin C (10 mg).

Von Bedeutung sind allerdings auch die schwefelhaltigen ätherischen Öle wie zum Beispiel das Allicin, sowie die tränenreizende Allylsulfensäure, andere organische Schwefelverbindungen und nicht zuletzt kleine Mengen Salicylsäure.

Heilwirkungen

Zwiebeln wirken aufgrund ihrer ätherischen Öle appetitanregend, verdauungsfördernd, harntreibend, blutzucker- und cholesterinsenkend, blutverflüssigend sowie abschwellend auf Schleimhäute. Sie stärken das Herz und sind keimtötend (desinfizierend), was zur Bezeichnung »pflanzliches Antibiotikum« geführt hat. Neuere Untersuchungen zeigen bei der Behandlung von Asthma vielversprechende Erfolge mit alkoholischem Zwiebelauszug und gepreßtem Zwiebelsaft.

verdauungsfördernd

herzstärkend, keimtötend

Anwendungen

■ Erste Hilfe bei Sonnenbrand

Bei Verbrennungen leichten Grades und bei Sonnenbrand reibt man die betroffenen Stellen mit einer frisch angeschnittenen Zwiebel vorsichtig ein. Die Wirkstoffe verhindern das Eindringen von Keimen. Der Zwiebelsaft wirkt kühlend, abschwellend und schmerzlindernd.

!● Die Zwiebelanwendung ist als Erste Hilfe für leichte Fälle gedacht. Sicherheitshalber sollte man bei Verbrennungen – vor allem großer Hautflächen – stets den Arzt aufsuchen.

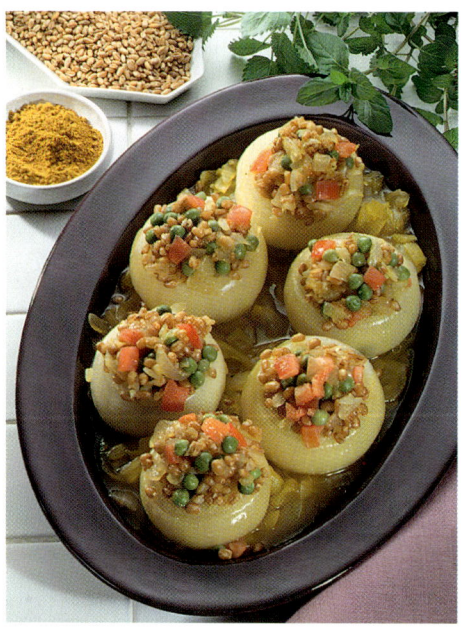

Rohe Zwiebeln sind nicht für alle Menschen genießbar – gegarte hingegen schon

■ Zwiebel gegen Insektenstiche

Bei frischen Stichen von Insekten wie Bremsen, Wespen und Bienen reibt man die Einstichstelle einige Minuten vorsichtig mit einer frisch angeschnittenen Zwiebel ein. Wenn ein Stachel vorhanden ist, muß dieser vorher mit einer Pinzette entfernt werden. Schon Pfarrer Künzle beobachtete, daß die Senföle den Giftstoff herausziehen, die Wunde desinzifieren und abschwellend wirken.

■ Bei Rheuma, Gicht sowie Arteriosklerose

Die Zwiebeln wirken durchblutungsfördernd, erwärmend und wärmeableitend. Sie hemmen die Blutblättchenverklumpung und wirken somit auch Ablagerungen an den Gefäßwänden entgegen. Bereits Hildegard von Bingen empfahl gedünstete Zwiebeln bei rheumatischen Krankheiten und Arteriosklerose.

Das Bundesgesundheitsamt bestätigt diese Empfehlung und rät vorbeugend gegen Arteriosklerose zu einer mittleren Tagesdosis von 50 g frischer Zwiebel (1 kleine Zwiebel). Am besten nimmt man diese Menge im Salat oder würzigem Quark zu sich.

Tip!
Zwiebeln wirken leicht blähend und sind daher für manche Menschen schwer bekömmlich. Vor allem von Magen-Darm-Kranken werden sie schlecht vertragen. Dies gilt insbesondere für rohe Zwiebeln, für gedünstete und lang gegarte Zwiebeln hingegen nicht.

■ Zwiebelsirup gegen Husten (nach Pfarrer Künzle)
(für ca. 700 g)
500 g Zwiebeln
250 g Zucker, Kandiszucker oder Honig

Die Zwiebeln schälen, in dünne Scheiben schneiden und in einen Topf geben. Zugedeckt ohne Wasserzusatz erhitzen. Sobald Kondenswasser am Topfdeckel herunterläuft, den Zucker, Kandiszucker oder Honig dazugeben. Das Ganze unter Rühren durchköcheln lassen, bis die Zwiebeln sehr weich sind. Die Zwiebeln sollten zu Brei verkocht sein und die Masse muß dickflüssig sein. Das Ganze in eine Flasche füllen und dicht verschließen.

Der Sirup ist lange haltbar. Bei Husten und Erkältung nimmt man davon stündlich 1 Eßlöffel voll ein. Pfarrer Künzle empfiehlt seinen Zwiebelsirup insbesondere für Erkältungskrankheiten bei Kindern.

**stündlich
1 Eßlöffel**

V. Anhang

Wann nehme ich was? – Über 90 Beschwerden mit Nahrungsmitteln natürlich behandeln

Abhärtung: Wasser, Weizengrassaft
Abmagerung: Banane, Hafer, Honig
Abszeß: Leinsamen, Kartoffel
Abspecken: Gurke, Spargel, Tomate, Weizen, Wasser
Abwehrschwäche: Apfel, Honig, Karotte, Joghurt, Wasser, Weizengrassaft
Akne: Stutenmilch, Weizengras
Atemwegserkrankung: Zwiebel
Arteriosklerose: Knoblauch, Makrele, Rotwein, Zwiebel

Babykost: Banane, Hafer, Karotte
Bauchkrämpfe: Buchweizen, Dinkel
Bauchschmerz: Tee
Blähungen: Tee
Blaue Flecken: Apfelessig, Buchweizen, Kohl
Bluterguß: Apfelessig, Buchweizen, Gerste, Kohl
Blutdruck, hoher: Hafer, Knoblauch, Makrele, Wasser
Blutdruck, niedriger: Kaffee
Blutfettwerte, hohe: Hafer, Knoblauch, Makrele, Rotwein
Bronchitis: Gerste, Zwiebel

Calciummangel: Joghurt, Kefir

Darmentzündung: Gerste, Joghurt, Kefir
Darmreizung: Leinsamen
Darmkolik: Dinkel
Darmträgheit: Apfel, Brottrunk, Dinkel, Feige, Joghurt, Karotte, Kefir, Leinsamen, Molke, Sauerkraut, - Wasser, Weizen
Diabetes: Hafer, Rote Bete
Durchfall: Apfel, Banane, Leinsamen, Rotwein

Ekzem: Stutenmilch, Weizengras
Entschlackung: Apfel, Apfelessig, Brottrunk, Gerste, Gurke, Molke, Spargel, Sauerkraut, Rettich
Eiterung: Leinsamen, Kartoffel
Entzündung (Wunden): Apfelessig, Kohl
Erkältung: Apfel, Honig, Kaffee, Tee, Rettich
Erkältungsvorbeugung: Brottrunk
Erschöpfung: Apfelessig, Honig

Fieber: Apfelessig
Furunkel: Leinsamen, Kartoffel
Füße, geschwollene: Brottrunk
Fußschweiß: Brottrunk

Gallensteine: Rettich, Rote Bete
Gesichtshaut, müde: Joghurt
Gesichtshaut, trockene: Joghurt
Gicht: Brottrunk, Gurke, Hafer, Tomate, Wasser, Zwiebel
Gürtelrose: Leinsamen

Hämorrhoiden: Brottrunk
Hautstörungen: Bier, Gerste, Gurke, Karotte, Kefir, Leinsamen, Molke, Weizen, Wasser
Harnsäure, erhöhte: Brottrunk, Gurke, Molke, Tomate, Wasser, Zwiebel
Heiserkeit: Gerste
Herpes: Stutenmilch
Herz-Kreislauf-Erkrankungen: Hafer, Makrele, Molke, Rotwein
Husten: Gerste, Rettich, Spargel, Stutenmilch, Zwiebel

Immunschwäche: Karotte, Knoblauch, Rettich, Tomate, Zwiebel

Infektionskrankheit: Knoblauch,
  Rettich, Zwiebel
Insektenstich: Zwiebel, Knoblauch

Kater: Kaffee
Konzentrationsstörung: Kaffee
Kopfschmerz: Dinkel, Kaffee, Kohl
Krampfadern: Wasser

Leberbeschwerden: Stutenmilch
Lippen, spröde: Honig

Magen, übersäuerter: Buchweizen,
  Kartoffel, Gurke
Magenschleimhautentzündung
  (Gastritis): Hafer, Leinsamen
Migräne: Kaffee
Milchzuckerunverträglichkeit:
  Joghurt, Kefir

Nervosität: Kaffee
Neurodermitis: Brottrunk, Stuten-
  milch
Niereninsuffizienz: Kartoffel
Nierenkrankheiten: Tee, Wasser
Nierensteine: Bier, Knoblauch,
  Spargel

Osteoporose: Joghurt, Kefir, Kartoffel

Pilzerkrankung: Brottrunk, Joghurt,
  Knoblauch, Weizengras
Prellung/Schwellung: Kohl

Rheuma: Dinkel, Hafer, Kartoffel,
  Tomate, Wasser, Zwiebel
Rotlauf: Kohl

Säureüberschuß: Gurke, Kartoffel,
  Rote Bete, Spargel, Tomate
Scheideninfektion: Joghurt
Schlaf, schlechter: Apfel, Bier,
  Dinkel, Honig, Kaffee
Schuppenflechte: Stutenmilch
Schwäche: Bier, Hafer, Honig, Rot-
  wein
Sonnenbrand: Apfelessig, Gurke,
  Honig, Joghurt, Zwiebel
Sonnenschutz: Karotte
Sprue: Buchweizen

Übergewicht: Apfel, Brottrunk,
  Gurke, Karotte, Spargel, Tomate,
  Wasser

Verätzung: Dinkel
Vergiftung: Dinkel
Verbrennung: Gurke, Honig,
  Joghurt
Verbrühung: Gurke, Joghurt
Verhärtung (Muskel-): Gerste
Verrenkung: Spargel
Verstopfung: Feige, Karotte, Lein-
  samen, Joghurt, Sauerkraut,
  Weizen

Würmer: Karotte, Knoblauch,
  Rettich, Rote Bete
Wunden: Honig, Kohl

Zahnfleischbluten: Apfelessig
Zöliakie: Buchweizen

Literatur

Anderson, Michael: Heilen mit Wasser. Güsse, Bäder, Wickel, Packungen, Wärme und Kälte. Wiesbaden 1995².

Carlsson, Sonja: Ausgeglichenheit und Kraft durch Honig. Die Wirkung dieses alten Heilmittels für Gesundheit, Vitalität und Körperpflege. Berlin 1998.

Carlsson, Sonja: Das Hildegard von Bingen Kochbuch. Die besten Rezepte der Hildegard-Küche. Weyarn 1997.

Carlsson, Sonja: Gesund, fit und aktiv mit Apfelessig. Berlin 1998.

Carlsson, Sonja: Die neue große Tabelle der Kalorien und Nährstoffe. Berlin 1996².

Deutsche Forschungsanstalt für Lebensmittelchemie (Hrsg.): Der kleine »Souci – Fachmann – Kraut«. Lebensmitteltabelle für die Praxis. Stuttgart 1991².

Eckart, Wolfgang U.: Geschichte der Medizin. Berlin-Heidelberg-New York 1998³.

Elmadfa, Ibrahim/Muskat, Erich u.a.: Die große GU Nährwert Kalorien Tabelle 98/99. München 1998².

Frey, Ulrich H.: Die richtige Anekdote. Amüsante Weisheiten zum Nachschlagen nach Stichworten und Autoren geordnet. Herrsching 1991.

Fries, Ralf-Erik: Gegen alles ist ein Kraut gewachsen. Heilkräuter und ihre Anwendungen. Werl 1987.

Hensel, Wolfgang: Das Kosmos Kräuterbuch. Stuttgart 1994.

Hönes, Wilfried: Seit Äskulaps Zeiten. Aphorismen für Mediziner. Wiesbaden 1988.

Jetter, Dieter: Geschichte der Medizin. Stuttgart 1992.

Jones, Frank: Mit Rotwein gegen Herzinfarkt. Welcher Wein, wieviel für wen? Köln 1996.

Kneipp, Sebastian: Meine Wasserkur/So sollt ihr leben. Die weltberühmten Ratgeber in einem Band. München 1997⁴.

Kneipp, Sebastian: Kneipps Hausapotheke. Kräuter, Tees, Tinkturen, Öle und Pulver aus des Herrgotts Garten. Zürich 1997.

Koch, Lutz: Stutenmilch. Ernährung und Diätetik. Heidelberg 1994.

Künzle, Johann: Das große Kräuterheilbuch. Zürich 1995 (unveränderter Nachdruck der Erstausgabe 1945).

Münzing-Ruef, Ingeborg: Kursbuch gesunde Ernährung. Die Küche als Apotheke der Natur. München 1998.

Pukownik, Peter: Hl. Hildegard – Migräne und Kopfschmerz ganzheitlich behandeln. Augsburg 1997.

Schwarz, Aljoscha A./Schweppe, Ronald P.: Mit Wasser heilen. Ganzheitlich gesund. Braunschweig 1995.

Siegmund, Ferdinand: Omas Lexikon der Kräuter- und Heilpflanzen. Augsburg 1997.

Sudhoff, Karl: Geschichte der Medizin. Berlin 1997 (Reprint der Originalausgabe 1922).

Treben, Maria: Gesundheit aus der Apotheke Gottes. Steyr 1997.

Wiench, Peter: Die großen Ärzte. Geschichte der Medizin in Lebensbildern. München 1992.